PUHUA BOOKS

我
们
一
起
解
决
问
题

治愈系心理学

我战胜了抑郁症

九个抑郁症患者真实感人的自愈故事

Back from the Brink

True Stories and Practical Help
for Overcoming Depression and Bipolar Disorder

〔澳〕格雷姆·考恩（Graeme Cowan） 著

凌春秀 译

人 民 邮 电 出 版 社

北 京

图书在版编目（ＣＩＰ）数据

我战胜了抑郁症：九个抑郁症患者真实感人的自愈
故事 / （澳）考恩（Cowan, G.）著；凌春秀译. -- 北京：
人民邮电出版社，2015.12
（治愈系心理学）
ISBN 978-7-115-40758-0

Ⅰ．①我… Ⅱ．①考… ②凌… Ⅲ．①抑郁症－治疗
Ⅳ．①R749.405

中国版本图书馆CIP数据核字(2015)第246346号

内容提要

2004年7月24日，格雷姆·考恩给家人留下了诀别信："我只是再也不想成为任何人的负担了。"在历经4次自杀未遂以及5年"治疗史上最严重"的抑郁症折磨后，考恩踏上了一条异常艰难的重生之旅，最终成功地摆脱了危机。为了帮助更多的人，他写出了《我战胜了抑郁症》一书。

如果患有抑郁症或双相障碍，请记住你并不孤独。《我战胜了抑郁症》收录了美国前众议员肯尼迪、英国前首相布莱尔的首席顾问坎贝尔、谷歌公共政策主管布尔斯汀、电视脱口秀主持人戈达德以及作者本人等9位国际知名的公众人物走出抑郁症的真实故事，这些故事充满希望和治愈的能量，不但告诉你如何正确认识抑郁症，据此选择适合自己的疗法，而且能够培养你从抑郁中快速恢复的能力，帮助你获得持续性的改变，从而完成生命的重建。

本书提供的所有疗法、建议不仅基于对4064名抑郁症患者进行的实地调研，还得到了美国精神疾病联盟的认可。如果你已经准备好迈出第一步，格雷姆讲述的这些故事会陪你度过漫漫长夜；如果你是患者的家属和朋友，这些故事可以作为你与患者相处、激励他们的实用指南。

◆　　著　　[澳]格雷姆·考恩（Graeme Cowan）
　　　　译　　凌春秀
　　责任编辑　姜　珊
　　执行编辑　郭光森
　　责任印制　焦志炜
◆ 人民邮电出版社出版发行　　　　北京市丰台区成寿寺路 11 号
　　邮编 100164　　电子邮件 315@ptpress.com.cn
　　网址 http://www.ptpress.com.cn
　　三河市中晟雅豪印务有限公司印刷
◆ 开本：700×1000　1/16
　　印张：14.5　　　　　　　　　　　　2015 年 12 月第 1 版
　　字数：140 千字　　　　　　　　　2024 年 10 月河北第 55 次印刷
　　　　著作权合同登记号　图字：01-2015-0746 号

定　价：59.00 元
读者服务热线：(010)81055656　印装质量热线：(010)81055316
反盗版热线：(010)81055315
广告经营许可证：京东市监广登字 20170147 号

对于本书的赞誉和推荐

这是一本充满勇气和力量的书，必将帮助世界消除歧视与侮辱，带来真正的希望——也是可以实现的希望。

——托尼·布莱尔（Tony Blair），英国前首相

抑郁症能让人产生深刻而强烈的个人感受，其他人可能无法理解。这就是个人真实故事的重要性——如果我们想让大众对抑郁症有更多的了解并努力消除世人对这种疾病的侮辱和歧视，这些故事起着至关重要的作用。《我战胜了抑郁症》做的就是这项工作。

——杰弗里·加洛普（Geoffrey Gallop），西澳州前总理

抑郁症和双相障碍是非常严重的疾病，但它们可以得到安全有效的治疗。考恩的书里记载了很多令人难以置信的个人亲身经历。这些故事说明，身患这些疾病的人并不孤独，恢复健康是完全有可能的。书中提供的那些切实可行的建议不仅向读者指出了一条康复之路，也给人们带来了希望——每个人都能获得充实而完满的人生。

——爱德华·科菲（Edward Coffey），亨利·福特医疗集团副总裁

《我战胜了抑郁症》是一本出色的访谈合集，采访对象有名人也有普通人，他们无一例外地经历了抑郁症和双相障碍的痛苦折磨。本书不但为读者奉献了具有不可估量价值的观点和可行的建议，同时还向所有与精神疾病抗争的人传递了这样一条信息——"你并不孤独"，并提醒患者的家人和朋友，他们的支持将给亲人的康复之旅带来极大的不同。

——迈克尔·菲茨帕特里克（Michael J. Fitzpatrick）

美国精神疾病联盟（NAMI）执行理事

有关抑郁症和双相障碍的大部分书籍都只是简单地分享个人与这些疾病搏斗时的想法和历程。但是，在《我战胜了抑郁症》这本书中，格雷姆·考恩向读者呈现的是深刻而真挚的访谈录——8个访谈对象，无一不是经过了漫长的抗争之路并最终获得好转的疾病亲历者。考恩的访谈风格引人入胜，访谈中提到的问题发人深省，很容易让读者从本书中受到鼓舞、看到希望。不管是那些正在抑郁症和双相障碍的泥沼中艰难跋涉的患者，还是他们的朋友、家人，看完本书后都会明白考恩的贡献具有多么巨大的价值并对此充满感激。

——约翰·格罗霍尔（John Grohol），psychcentral.com 创始人

还有比亲历者的亲口陈述更有力的证词吗？我们当中那些曾经有过精神健康问题的人，其故事不仅可以激励同路人，还可以改变大众的观念。基于在"该改变了"组织的反歧视工作经验，我们对此深有体会。勇敢地曝光个人的亲身经历可以消除人们的刻板印象，帮助他们恢复健康。这本了不起的书真正做到了让人们"坐上驾驶座，握紧方向盘，驶向自己的康复终点"。《我战胜了抑郁症》可以帮助人们，让人充满希望，给人带来力量。

——苏·贝克（Sue Baker）

"该改变了"（Time to Change）组织负责人

火山般跨时空的风景

世上本没有抑郁症。

这里说的抑郁症，是精神科的诊断名称。很久以前，人们发现有一类人处于相似的精神状态中：情绪低落、兴趣下降、活动减少，甚至有消极轻生的念头和行为等。为了交流的方便，医学家将这些表现统称为抑郁症。这是典型的症状学或现象学诊断。在医学领域，所有的类似诊断，都是不科学的诊断；唯一科学的诊断是病因学诊断。

抑郁症这个诊断对为此疾患所苦的人有两方面的影响。好的方面是，增加了确定性，有了"就是如此"或者"不过如此"的掌控感。坏的方面是，一顶疾病的帽子从此戴在头上，催眠般地压制着向非抑郁转换的可能性。也就是说，在被诊断为抑郁症之后，所有跟这个诊断相反的自我呈现，都需要无意甚至某种程度的有意压抑，从而导致抑郁状态的迁延难愈。这就是所谓医源性疾病了。

说到这里，意思不过是：不要对"抑郁症"这个名字太较真。不论你是做出诊断的医生还是被诊断为抑郁症的患者，都可以在诊断做出之后对抑郁症这三个字说：我知道你了，所以你可以滚了。

我们要面对的不是抑郁症这个名称，而是其后面的人，以及这个人全部生命中的生离死别与爱恨情仇。跟这些相比，"抑郁症"三个字太窄了，也太浅了。

100多年前，弗洛伊德以其丰富的经验和敏锐的直觉，发现了哀伤（mourning）与抑郁（depression）的差异。前者是正常的情绪低落，而后者是病理性的。能够充分哀伤的人，就不会抑郁。

成长必须以哀伤为代价。所有文明的仪式行为，都是为了以哀伤对付丧失。成人仪式对孩子、婚礼对单身、产假对女孩等诸如此类仪式，虽步步惊心却步步成长。如果这些仪式还是不能让我们跟过去一刀两断，那抑郁就是我们对丧失所做的最有效的补偿。

在2014年的湖北省心理卫生协会年会上，李晓驷教授说，以后我们不再诊断单向的抑郁症和躁狂症，只诊断为双相情感障碍。这是诊断上的一个里程碑。从此以后，抑郁症就是真正被纵深地理解了的精神现象；从此以后，抑郁症患者无需再对自己抱有一个催眠性的刻板印象；也是从此以后，所有的精神现象都不必被视为病态的，而应该被看成健康状态的两个端点。

我们不妨举一个例子。某小型公司的一个员工自杀了，全公司都处于悲痛之中。公司老总请我去做一下干预。我去了之后，好几个跟自杀者关系密切的人告诉我，他们想为这位逝去的好同事、好朋友组织一个隆重的追悼会。我觉察到了他们流露的某种善意的"兴奋"，同时也用专业眼光看到了他们在"兴奋"之后可能出现的抑郁。所以我建议说，面对死亡，所有的隆重都不配，我们就做一个简单的仪式吧——我们的节制可以让逝者安息。后来我知道，丧失之痛并没有对那个公司的任何人造成太大的影响。

再举一个相反的例子。某国营企业的负责人因病去世，工会主席负责筹备和主持隆重的追悼会。她为此忙了好几天。追悼会结束后，她抑郁了半年。

忙是行为和内心的双重兴奋（躁狂），为此需要付出相反的情绪的代价。

我们现在已经很清楚，抑郁与躁狂是互为表里的状态。有别于人类的大自然的另外一类风景，也许可以帮助我们更好地理解这类矛盾的统一体。这一风景就是死火山。

死火山是宁静的，有的火山口甚至变成了湖泊，其水面波澜不惊，就是其宁静的视觉上的证据——宁静到令人哀伤。但是，如果我们能够穿越百年、千年、万年甚至百万千万年的时光，就可以看到它们激烈喷发的情景：红色的岩浆直射云霄，烟尘遮天蔽日，大地战栗、生灵涂炭。在没有时间的维度上，宁静不是宁静，而是它与相反的东西的整合。立体的死火山，呈现的是非常壮美的风景，刚柔相济、动静叠加且层次分明。

这就是自恋的人经常会有"淡淡的抑郁"的原因。他们认为自己无所不能，而且还经常被幻想的事实证明的确无所不能。一旦残酷的现实不再给他们的自恋面子，抑郁就是他们对自己的最好交代了。

许多实证研究都证明，佛教里的正念（mindfulness）在治疗抑郁症上有明确的疗效。所谓正念，就是全然觉知此时此刻的自我的一切。真是高明之至。从正念的角度看，当我们活在当下，就不必为过去的躁狂以及现在的抑郁买单，也不必为未来的躁狂或抑郁牺牲现在的喜怒哀乐。当下的喜怒哀乐，已经是生命的全部意义——活着的最好状态是没有过去，也没有未来，只有此身此口此意。

对抑郁的理解，也许可以归纳成一句话：抑郁是对躁狂的防御或者掩饰。

本书的读者也许会从这个序里看到与《我战胜了抑郁症》或其他文献不一样的观点。我想说的是，如果有任何不一样，都必须以我的观点为准。明眼人一看就知道，这是过度攻击了，犹如死火山曾经的过度喷发。我为此要付出的代价，就是随后而来的或长或短的抑郁时光。所以我不会这样说。我只会说，面对诸多矛盾的说法，请选择离你本来的看法最远的那一个。这个"远"，可能具有你意想不到的治疗意义。

本书后面的部分，讲述了几个人战胜抑郁症的故事。每个故事虽然都只关乎个人，但却是一部部史诗，是高于全人类史诗的史诗，因为全人类的价值必须建立在个人价值被充分实现和尊重的基础之上。

还有两个细节需要说说。一是本书的书名，使用了"战胜"这个动词，战胜的对象是抑郁。我在上面说过，抑郁是正常的端点，所以用"战胜"，有点以其为敌的味道——本质上是与自己的一部分为敌，这样的态度会加重抑郁。更动力学的说法也许是——"理解抑郁"。如果想要更文艺一点，就可以改成——"抑郁的我如此凄美，我该如何更躁狂地爱你"。

二是本书列举了很多走出抑郁的办法。如果不懂得善加利用，这可能是一个陷阱。以抑郁症患者火山般强大的自我评价，他们一定会尝试每一种方法，以重温无所不能的幻想。结果可想而知。我个人觉得，在这些方法中，选择两三样深入实践即可。这些办法种类繁多，但原理只有一条，就是走出自恋，融入到关系中：跟任何大自然的创造物的关系——人、动物、草木，或者抑郁到死寂的火山。

曾奇峰[①]

2015 年 8 月于印尼巴厘岛阿雅娜酒店

---

① 曾奇峰，1986 年毕业于同济医科大学医疗系，现为精神科副主任医师、中国心理学会注册督导师，同时也是武汉中德心理医院创始人和首任院长、卫生部卫生专业技术资格考试专业委员会成员、中国心理卫生协会精神分析专业委员会副主任委员、德中心理治疗院（在德国注册的机构）常务理事、中德精神分析治疗师连续培训项目中方教员、国际精神分析协会在北京举办的精神分析培训项目的中方教员。出版的著作有《幻想即现实》《你不知道的自己》等。——中译者注。

推荐序二

每个人都能得到拯救

每一座城市，每一个小镇，都生活着无数人。当沿着人行道漫步的时候，当穿越那些公园和公共场所的时候，我都忍不住会想起，在我们中间，每4个人里就有一个人会以某种方式被精神疾病所困扰；当穿过纽约西村的街道，排队购买一盒牛奶时，我也会忍不住想到，在和我一起排队付费的人群里，是否也有人和我一样，来自一个被精神疾病侵袭的家庭，或者有人本身就罹患某种精神疾病。当然，我们每个人都有自己展示在众人之前的公众形象，这个形象是我们自己主动或因环境所迫被动选择的。对那些背负精神疾病的人而言，这个公众形象至关重要，甚至会危及生存，因为一旦被世人知道其正在忍受的疾病，他们就会被暴露在恐惧、羞耻与歧视之中，让本来就艰辛无比的抗击疾病之旅变得越发困难。

每个人都有属于自己的人生故事。而对我们这种一生都无法和精神疾病脱离干系的人而言，能够自由坦率地讲述自己遇到的诸多挑战以及取得的各种胜利，是通往痊愈的第一步。踏出这一步，我们才有可能走向坦然、有益和充实的人生。所有的人都需要爱与亲密，需要一份能够让我们感受到自身价值的工作。我们的时代正面临着一个挑战：如何接纳与包容罹患精神疾病的那四分之一人群。他们自己不但有深刻的病耻感，还有外界强加给他们的歧视感，在这样的氛围中，他们是不可能得到真正的治疗并康复的。我们想要得到的拯救，就存在于我们自己的人生故事里。鼓起勇气说出自己的故事，就是在拯救我们的人生。

自从和志同道合者联合发起反耻辱运动"让思想改变"（Bring Change 2 Mind）以来，我看到了人生故事的力量——它们减少了羞耻感，带来了新希望。《我战胜了抑郁症》讲述的故事发人深省、激励人心，并向正遭受抑郁症或双相障碍折磨的读者提供了切实可行的建议，以帮助他们获得充实完满的人生。

格伦·克洛斯[①]

2013 年 9 月于纽约

[①] 格伦·克洛斯（Glenn Close），美国著名女演员。她总共获得过一次学院奖、三次艾美奖、两次金球奖及三次托尼奖，曾六次被提名奥斯卡金像奖，代表作品有《裂痕》《致命诱惑》《危险关系》《雌雄莫辨》《以法之名》《101 斑点狗》《阿尔伯特·诺伯斯》等。2009 年，克洛斯参与发起了"让思想改变"运动。这是一个非营利组织，致力于消除围绕着精神疾病的侮辱、误解以及歧视。她对发起这个运动的想法由来已久，源于她对患有精神疾病的家人的近距离观察——亲眼目睹他们如何与疾病斗争，并切身体会到了其中的辛酸和艰苦。她的姐姐杰西一直在双相障碍的折磨下生活，杰西的儿子卡伦则患有分裂情感性障碍。——中译者注。

目　录

变自己的思维模式。认知行为疗法不仅会改变你的看法，也会改变你的大脑结构。改变你大脑内化学物质的最好办法，就是去做一些你过去没有做过的事情。这并不容易，因为在这个过程中你会面临很多新问题，它们会给你带来焦虑。

第三章　特丽莎·戈达德（电视脱口秀主持人）//61

放松疗法让我学会了沉默和静止。它让我知道，还有一种做事的方式就是"无为"，这种方式不会让人因为什么都没做而心生恐慌。出发点就是，你必须意识到自己有一种健康的精神状态，并且可以通过注意饮食、适度运动、不过量饮酒等方式来保持这种健康状态。一定不要持续地透支自己，就像一根蜡烛，如果两头都不停地燃烧，能维持多久呢？

第四章　阿拉斯泰尔·坎贝尔（英国前首相布莱尔的首席顾问）//79

我认为，如果一个人经历了艰难困苦的时光，他将会拥有更强大的共情能力。我从自己精神崩溃的经历中学到了很多，当我在考虑自己的感受和别人的感受时，它给了我一个更好的衡量标准。所以，当我面临着一个危机关头时，我首先要做的事情之一就是问自己：这真的是一个危机吗？我认为，那些曾承受、忍耐过艰难时刻的人具备更好的抗打击能力。

第五章　洛拉·因曼（从抑郁症患者到精神健康运动倡导者）//97

我曾身患难治性抑郁症，也曾有过自杀的念头。有很多次，我觉得自己一天也活不下去了。现在，我无法形容自己有多庆幸，庆幸自己每次都坚持着再活一天，因为坚持的结果是值得的。我能给出的最好的建议，就是永不放弃！抑郁症真的能够被治愈，抑郁症患者不但能够坚持活着，事实上还能享受活着的滋味。

此刻。所以，活在当下，享受生活的每时每刻、每分每秒，这就是我用来对付负面想法的绝招。

借助现在拥有的智慧回首往事，我相信自己之所以会罹患抑郁症，其根源就是我没有正确地为生活中的各种事物安排好优先等级。我也相信，我之所以能保持长期持久的康复状态，就在于我确定了自己的目标、热情以及优势，并根据我的"原因代码"生活。同样让我坚信不疑的是，从苦难中找到生命的意义是获得康复的最重要的因素，这也是为什么我会鼓励人们去发现自己的目标。

当人们处于抑郁状态时，他们满脑子想的都是各种困难。在你深陷困境时，自怨自艾似乎很容易，但是，不要忘了关注身边亲人的生活状态，考虑他们的感受。当我情绪低落时，对自己给周围的人造成的影响几乎毫不知情。如果我曾和他们交流过并试着理解自己带给他们的痛苦，可能会有助于我用更广阔的视角来看问题。有时候，把注意力转向他人并关切地询问"你还好吗"对自己的健康也大有裨益。

导 读

我为什么要写这本书

　　我深谙抑郁症给人造成的那种深入骨髓的绝望。现在我终于明白，它也可以是一份上天恩赐的礼物——只要你坦然面对它带来的种种考验。我知道这听起来匪夷所思，因为你眼目所及都是沉沉的黑暗和无望的现实。但是，我请求你，坚持读下去。

　　对于目前的生活状态，我心里充满了无法言喻的感激。我非常健康，拥有两个优秀的孩子——梅丽莎（Melissa）和亚当（Adam）、一个灵魂伴侣——卡伦·坎菲尔（Karen Canfell）、一个亲密有爱且互相支持的大家庭以及一群伟大的朋友。在澳大利亚，我生活的地方绿树成荫，所以在大部分时间里，我都可以幸运地在完全自然的环境中散步。不仅如此，我还拥有一份充实而且具有非凡意义的工作。我感觉到了上苍对我的深深眷顾。但是，在此之前，我的生活却是截然不同的。

　　2004 年 7 月 24 日，我第四次试图结束自己的生命——在忍受了长达 5 年的抑郁症所带来的折磨之后。我的医生认为，我是他有生以来治疗过的最严重的抑郁症病例。在那段时间，我失去了在一家管理咨询公司所担任的联合常务董事的职位，经历了被社会孤立的伤痛，结束了一段长达 20 年的婚姻，不得不离开原来的家庭回到父母身边，还不能定期与孩子们联系。在那个时候，我深信不疑地认为，人生已经无望了，永远都不可能再回到正轨了。

对自己的抑郁症病情，我一直都不是悲观被动的。我尝试了 23 种不同的药物治疗，忍受了 20 次电休克疗法（ECT），试过了经颅磁刺激疗法（TMS），接受了认知行为疗法，还采用了其他很多与临床抑郁症相关的传统治疗手段。我也寻求了一些替代性疗法，例如针灸、运动、自我修复课程等。

在这次最严重的抑郁症发作之前，我已经连续四次击败了它。但是这一次和以往不同。阴沉晦暗的想法、低到极点的活力水平、彻头彻尾的自卑——这一切似乎永远没有尽头。我的头脑抓不住也理解不了任何信息，一度担心自己的智力已经永久地丧失了。

尽管我的心路历程是如何战胜抑郁症，但在对数以千计深受双相障碍困扰的人进行访谈的过程中，我发现我们都经历了类似的苦痛挣扎，忍受着同样的病耻感，感受到了同样深刻的绝望。对抑郁症和双相障碍采取不同的疗法效果会更明显，对这一点我深表赞同。不过，绝大多数康复手段对两者同样有用，基于对 4064 名患者的调查，我在第十一章中对此进行了扼要总结并加以特别强调。这本书对抑郁症和双相障碍患者同样有用。

再回到我的故事中。我的婚姻已经完全破裂不复存在了，然而幸运的是，我的父母此刻主动提出愿意收留我。对我来说，这无异于神的眷顾，因为当时我已经无法自理。我离开悉尼搬到了福斯特（Forster），那是一座位于悉尼以北约 3 个小时车程的海滨小城。

父母给予了我无条件的支持和帮助，对这份恩情我真的是感激涕零。坦白说，如果没有他们，我不可能撑得过来。当我自己都不再相信自己的时候，他们依然对我怀有信心。但是，和父母同住也有弊端，那就是我离开了自己的孩子，每隔两到三个星期才能见他们一次。不仅如此，我还远离了自己的朋友圈——我曾经拥有一个庞大的朋友圈，然而，那么多人都从我的生活里悄悄溜走了，这不得不让我深有感触。当然，是我把自己孤立起来了，但我也感受到了周围很多人的局促不安——与一个患有精神疾病的人打交道让他们感觉不舒服。在我住院就医的时候，特德·多勒萨米（Ted Doraisamy）是除家人之外唯一前来探视的朋友。与从前相比，世人对临床抑郁症这种疾病的认识已经进步了很多，但是很多人依然害怕抑郁症患者，他们内心感到恐惧的外在表现就是回避。

回顾从前，我自己都很难理解在福斯特时经历的那种极度绝望的情绪。那时，我觉得自己的人生已经完蛋了，在长达两年的时间里，我每一天都梦想着死亡的来临，将死亡想象成奢侈的福气。我不敢想象自己还能够再次工作、找到一个爱人或再对社会做出任何贡献。死亡似乎是唯一的答案。尽管此前我曾战胜过严重的抑郁症，但这一次，想要再次获得胜利的可能性似乎已经遥不可及了。那种深刻的无望感长期伴随着我，如附骨之疽，怎么也无法摆脱。每一天，我都会走到悬崖顶端四处张望并对自己说，**这不是很容易吗**？

庆幸的是，我有来自上一份工作的保险金，所以暂时还没有找一份工作以养活自己的迫切需要。但是，太多无所事事的时间也会成为一种困扰，尤其是当你深受抑郁症折磨的时候，因为抑郁症最典型的症状，就是大脑高度活跃而肉体极度无力。所以我决定去做自愿者。可是，想要找一份自己喜欢做的工作又谈何容易。我希望能和同龄人而不是一群退休老人一起工作，然而，在当地人口中，大多数都是退休老人。对我来说，他们并非良伴——绝对不是。

所以我决定去学点什么，给自己的头脑找点事情做。在咨询了当地的技术专科院校后，我发现可以试试其中的一门电脑课程。对电脑我并无多大兴趣，选择这门课程的主要动机就是打发时间，让自己过得充实一点——因为每一天对我来说都显得那么漫长。可是，我发现自己几乎无法在课堂上集中注意力，因为在抑郁症状和抗抑郁药的双重作用下，我的头脑已经完全被乌云笼罩了。我无能为力，就是学不下去。这更加深了我的感受——自己就是个一无是处的废物。

直至有一天，我决定不再继续了，这一切已经超过了我能承受的极限。这一次的自杀行为和之前的三次尝试不同，相对而言，之前想要了结自己的决定以冲动成分居多。而这一次，我用了两年的时间进行严肃的考虑，把各种可能性都前思后想了一遍。我的父母当时正好出门旅行去了，这给了我一个为自己的人生画上句号的最好机会。除了认为自己已经没有生存的意义，我也深深地厌倦了成为他人负担的状态，如果没有我，家人们会过得更好。在和成百上千个因家人自杀而备感伤痛的家庭交谈之后，现在的我明白了这种想法是多么错误和愚蠢，但在当时，这样想似乎非常合乎逻辑。

那一天，当父母回到家时，发现我正躺在浴室里不省人事。他们看到了我的自杀绝笔。母亲极其了解我在四年多的时间里所承受的痛苦和煎熬，也知道结束生命是我深思熟虑的决定。有那么一刹那，她打算让我顺其自然了，不想再寻求帮助。但是，想要拯救自己孩子的冲动最终占了上风。我自己也已为人父，站在父亲的立场，我希望自己永远都不要陷入那样悲惨的境地。母亲是一个基督徒，所以她最后还是决定叫来了救护车，把我的生命交到了上帝的手里。她知道上帝会做出正确的决定。

第二天，在大约下午两点半时，我恢复了神智。我睁开眼，发现自己正被家人围绕着。女儿在我身侧握着我的一只手，儿子在另一侧。我的手足也驱车从悉尼赶来守在我身边。我还记得当时感觉非常平静安详，诧异自己居然一点都没觉得难受。我被深爱的家人包围着，而他们都知道我试图夺去自己的生命，这一认知让我颇为尴尬。不过，能再次看到他们真的太好了。

我很愿意告诉大家，在第四次试图自杀后，我就像看到神的显现一样，所有的一切看起来都如此美妙。遗憾的是，事实并非如此。9个月之后，我又回到了医院，继续进行治疗——更多的药物、更多的电休克疗法。在住院9周后，我的病情有了一些好转，但起色不大。

找到自己的出路

最终，我的确从黑洞中找到了适合自己的出路，但在此之前我走过了非常漫长而艰难崎岖的旅程。最初的经历与体会，带给我的除了绝望还是绝望。但最后我终于明白，痛苦也是一种不断前进的方式，因为它告诉我们需要进行新的尝试。当我在抑郁症中遭受漫长而持续的煎熬时，我渴望能够看到来自与我处境类似的人的亲身经历，聆听他们讲述自己是如何走出这片黑暗的。冰冷无情的事实与数据只能让人更加沉沦。我所需要的是一些乐观的事实，这些事实只能来自那些同路人——那些与我经历了同样煎熬和苦痛的人。

那些针对抑郁症的常规疗法是否能够拯救我呢？对此我没有多大信心。每次听到那些所谓的专家们宣称治疗重度抑郁症的唯一"实证"手段就是抗抑郁药物和心理咨询时，我就感到极度不舒服。这两种治疗手段无疑都可能会有所帮助，但一口咬定所有的治疗方法都由它们组成，那就太荒唐了。这些方法和手段我都尝试过，在我身上并没有发挥作用。对于那些试图在我身上确定某个引发抑郁症状的单独诱因并对症下药的研究手段，我同样持强烈的怀疑态度。我认为，保证抑郁症患者获得长久康复的"灵丹妙药"事实上是不存在的。

我一直有一个念头，想写一本访谈录，记录那些曾患有抑郁症或双相障碍的人是如何康复、又是如何从这种经历中脱胎换骨的。我想搞清楚，人们认为哪些疗法和手段是确实有用的。问题是，我自己的抑郁症状太严重了，所以根本无力将此想法付诸实践。不过，随着我逐渐开始恢复，在好朋友特德的鼓励下，我决定开始实施这个计划。我为第一本书的读者们制订了三个目标：

- 知道自己并不孤单。
- 从第一手经历和建议中找到康复的希望。
- 获得行动的勇气。

在我的访谈对象中，有名人也有普通人，其中包括：西澳州前总理杰弗里·加洛普；两名奥运游泳冠军约翰·康拉兹（John Konrads）和佩特拉·托马斯（Petria Thomas）；澳大利亚艺术界的偶像级人物玛格丽特·奥利（Margaret Olley），接受访谈后不久就与世长辞；澳大利亚最著名的诗人之一莱斯·穆雷（Les Murray）；以及7名普通的澳大利亚公民。2007年，我推出了本书的澳大利亚版。在撰写那本书的过程中，我从这些年的苦痛和折磨中找到了最终的目标和意义。当然，那本书的写作对我的最终康复也起了至关重要的作用。

我终于从抑郁症的阴霾中走了出来。在本书的第十章，我对自己的康复过程做了详尽的描述。不过，在不厌其烦地叙述完我自己的经历之后，我想将重点放在一个你很可能一直在纠结的问题上：我会好起来吗？

我会好起来吗

在记忆中，我曾反反复复地问过自己：我会好起来吗？我相信，你和我一样一直为此而纠结。抑郁症是一种非常阴险狡诈的疾病，它让你的身体变得精疲力竭，让你的精神变得颓废无能，而且往往是在你最无力反抗的时候发起突然袭击。本书的一名受访者克利夫·里奇（Cliff Richey）将抑郁症描述为懦夫和恶霸的结合体：说它是懦夫，因为它只敢在你最虚弱的时候来挑衅你；说它是恶霸，因为它不断欺凌和打击你，说你毫无价值。像所有的懦夫和恶霸一样，当你开始向前一点点迈进时，它就会一步步后退。

在本书中，你将会读到很多人的亲身经历，他们勇敢地将自己真实的过去和盘托出。你会发现，自己并不孤单，有很多人走过与你一样的路，受过与你一样的苦。你还会了解到，他们是如何一点点将自己从深深的绝望陷阱中抽离的。他们都认为，将各种治疗策略融会贯通是最终治愈的方法。正如你将看到的那样，抑郁症的康复过程很少是直线上升式的。对绝大多数人来说，这是一条崎岖起伏的道路。

你可能认为自己的抑郁症状比其他人更严重，或者认为无人能够真正理解盘踞在你心中的深重的黑暗绝望与烦恼焦虑。相信我，我也曾经和你一样。我极力主张，你应该以开放的心态聆听本书的主人公发出的声音，吸取其中的经验和教训。为了自己和你深爱的人，你有责任这么做。持怀疑态度没关系，但是不要嘲讽讥诮或愤世嫉俗。

本书由三个部分组成：

- **有关抑郁症和各种不同疗法的资料**。第一章描述不同类型的抑郁症，提供了一份抑郁症自测量表，并就哪些疗法最有效对一些最新的科学证据进行了探讨。
- **第一手访谈资料**。第二章至第九章涵盖了对那些成功战胜抑郁症的名人和普通人的访谈记录，非常激励人心。我对这些人充满了敬仰和感佩，他们诚实地分享了自己最脆弱无助时的经历，我相信你也会感受到和我一样的敬畏。第十章提供了有关我个人亲身经历的更多内容，讲述了我是如何战胜抑郁症的。

- **4064 名同路人的经验集锦**。我调查了很多有心境障碍的人，请他们评选出心目中最有效的治疗策略。这些调查结果被放在了第十一章《战胜抑郁症的有效疗法》里，其中包括一些实用的建议和一些非常规的步骤，在某些情况下，这些步骤可以帮助你掌控自己的康复进程。

爱因斯坦曾经说过："没有行动就没有改变。"如果某种方法让你产生了共鸣，最重要的就是采取行动。在阅读的过程中，请始终记住下面的三大要点（在第十一章中我会对它们进行扩展说明）。

- 以一周为时间单位制订计划，将每一天的活动具体化，一定要安排一些让自己感觉愉悦的活动。
- 制订谨慎而适度的目标。
- 庆祝自己的每一点进步——对自己好一点。

首先是倾听和评估，然后就是行动。这并不是一本专业的学术书籍。这是一本由过来者奉献给同路人的旅行指南。正如一本好的旅行指南可以让人加强对那些陌生经历的理解一样，这本书给我带来了莫大的好处，因为我倾听了来自他人的真实可信的声音，吸取了他们的切身经验——他们穿越过我曾深陷其中的黑暗地带，遭受过和我类似的苦难煎熬。我希望，你也能从这本书中得到与我同样的收获。

最后要提醒的是：我已经就抑郁症做过数百场主题报告会，在此过程中我发现，帮助并影响那些抑郁症患者的一个极其重要的方法，就是帮助他们所信任的亲人系统了解这种疾病，培养他们对这种疾病的适应能力。本书同样可以作为献给患者家属和朋友的一本指南，所以你可以考虑邀请身边的人一起来阅读。

第一章

了解抑郁症、双相障碍及其疗法

有关抑郁症的病因及治疗手段已经有很多优秀的书籍和资料进行了全面、充分的探讨。因为本书重点聚焦于那些找到了自己的路并走出抑郁症的患者的亲身经历，所以我不打算深入讨论抑郁症的背景知识。在本章，我会提供一些最基础的知识，以帮助你快速、大致地了解抑郁症和双相障碍的病因及其疗法。

本章的知识性内容由戈登·帕克（Gordon Parker）教授提供，他是澳大利亚悉尼"黑犬机构"（Black Dog Institute）的创始人和前执行主管。该机构致力于对心境障碍的诊断、治疗及预防工作（该机构的名字源于数个世纪以来人们给抑郁症取的绰号"黑犬"，这个绰号因温斯顿·丘吉尔的缘故而变得广为人知）。我选择采用"黑犬机构"的资料是因为，据我所知，它是全世界唯一一家将研究、临床治疗、对心理治疗人员进行专业培训和为社区提供公共信息服务结合在一起的机构。我相信，这种广泛深入的服务模式让"黑犬机构"具备了独一无二的沟通和传播能力，能保证让每个人都理解有关抑郁症的最新研究成果及其涵义。

关于抑郁症

抑郁是一种普遍而常见的情绪体验。我们所有人都会因某些事情感觉悲伤：受到朋友冷落、夫妻之间产生误会，或者和十几岁的孩子发生了冲突。可有的时候，我们却会毫无任何理由地变得情绪低落。不过，只有在这种心境状态非常严重、持续两周或更久、影响到了我们在家庭及工作中的正常功能时，抑郁才被认为是一种疾病。如何鉴别临床性抑郁症呢？临床医生建议寻找下列迹象：

- 自我评价或自我价值感下降。
- 睡眠模式改变，例如失眠或睡眠断断续续。
- 食欲或体重改变。
- 情绪控制能力降低，易激惹或产生罪恶感，或容易陷入悲观、愤怒、焦虑之中。
- 一天之内情绪变化多端，例如，早上起来时心境最恶劣，随着时间的推移慢慢有所好转。
- 体验愉悦感的能力下降——无法欣赏和享受眼前的快乐，对将来没有任何期盼，对各种业余爱好以及能带来快乐的事物失去了兴趣。
- 对痛苦的承受力降低——对生理疼痛和心理痛苦的忍耐力下降，对疾病的抵抗力下降，甚至可能因此患上新的疾病。
- 性冲动减少或者消失。
- 注意力很难集中，记忆力减退——有时候会达到让人误认为痴呆的程度。
- 生活动力减少——感觉一切毫无意义，或者没有值得去做的事情。
- 活力水平下降。

记住，其他疾病可能也会引发这些症状。这也是为什么你需要从你的全科医生或其他有精神健康领域从业资质的专业人士处寻求精确诊断的主要原因之一。

抑郁症的类型

不同的精神健康机构对抑郁症的各种亚型有不同的称谓。在戈登·帕克的理论体系中，临床抑郁症可以被分为三种亚型，每一种都有自己的特点和病因：忧郁型抑郁、非忧郁型抑郁以及精神病性抑郁。或许还应该有第四种：非典型性抑郁。了解抑郁症的不同类型是非常重要的，因为每一种类型只对某一种疗法才能产生最好的反应，类型不同疗法也相应不同。

抑郁症也可以分为两种亚型：单相抑郁和双相障碍。在单相抑郁中，患者只会经历抑郁发作，而在双相障碍中，患者除了经历抑郁发作，还会经历躁狂或轻躁狂发作。"黑犬机构"的研究人员发现，双相障碍抑郁症可能大多都是忧郁型抑郁或精神病性抑郁。

忧郁型抑郁

忧郁型抑郁是生物性抑郁的典型形式。它的基本特征就是精神运动紊乱，通常表现为缓慢或不安的身体活动，思维活动减慢，伴随着比非忧郁型抑郁更为严重、反应更加迟钝的心境状态。

相对而言，忧郁型抑郁不太常见。在寻求初级治疗的心境障碍患者中，大约有 10% 会受其影响。男女患者的人数大致相当。

这种类型的抑郁症自愈的概率很低。它对物理性治疗手段的反应最好

（例如抗抑郁药物），对非物理性疗法的反应程度最低（例如心理咨询或精神治疗）。

非忧郁型抑郁

非忧郁型抑郁，实际上就是一种非原发性抑郁症，换句话说，并非生物性抑郁症。事实上，这种抑郁症的病因是社会心理因素，通常和一个人生活中的压力性事件有关，有时候还和个体人格脱不开关系（在本章的后面部分，我们将会讨论可能引发抑郁症的特殊人格类型）。

在抑郁症的三种类型中，非忧郁型抑郁是最常见的。要精确诊断出这种类型的抑郁症有一定的难度，因为它不像其他两种抑郁症一样具有明确的特征：缓慢或不安的身体活动；思维迟缓或具有精神病性特点。此外，与另外两种抑郁症相比，非忧郁型抑郁症患者的情绪通常能振作到一定程度。

非忧郁型抑郁症的自愈率也比其他两种类型高，这是因为其病因往往与个人生活中的压力性事件有关，当压力解决了，抑郁症状也会倾向于减轻。非忧郁型抑郁对多种不同的治疗方法都有反应，例如精神疗法、抗抑郁药物和心理咨询。在选择具体疗法的时候应该与病因紧密联系起来。举个例子，如果抑郁的表现与患者的人格类型有关，比如过于担心或焦虑，或者是一个完美主义者，认知行为疗法可能是一个更好的选择，而如果抑郁和压力有关，那么心理咨询将是首选。

精神病性抑郁

精神病性抑郁比忧郁型抑郁和非忧郁型抑郁更少见。它的基本特征就是比其他两种类型表现出来的抑郁心境更严重，比忧郁型抑郁表现出来的精神运动紊乱更厉害，同时表现出一些精神病性症状（妄想，在罕见情况下还会出现幻觉）以及强烈的自罪感。从某种程度上说，在老年人和处于创伤后期的人中，精神病性抑郁比非精神病性抑郁的发生率更高。

精神病性抑郁的自愈率很低。这类抑郁症对物理性疗法的反应最好，例如抗抑郁药物和精神抑制药物，而精神疗法的效果不佳。

非典型性抑郁

非典型性抑郁通常表现出与非忧郁型抑郁的一般特点截然不同的症状。例如，一个人的食欲不但没有减退反而不断增加、嗜睡而不是失眠。另外一个常见的症状是胳膊和大腿感觉像灌了铅一样沉重。患上非典型性抑郁的人也极有可能与人格类型有关，他们在人际交往中过于敏感，这意味着他们总是下意识地预期别人会拒绝或抛弃自己。不过，和非忧郁型抑郁一样，患有非典型抑郁的人通常会因一些令人高兴的事情而振作起来。

双相障碍

双相障碍这种称谓一般用来描述一组以心境来回震荡为特征的精神状态。双相障碍最严重的形式通常被称为躁郁症。在目前的专业术语中，双相I型障碍的病情更加严重，患者通常会经历一段相对更长的心境高涨状态，也更可能表现出一些精神病性症状，不得不入院治疗。此外，患有双相I型障碍的人会体验到真正的躁狂，而那些患上双相II型障碍的人体验的则是一种轻躁狂状态，一般可以保持正常的生活与工作功能。双相II型障碍通常被认为不那么严重，因为它并不包括精神病性症状。不过，研究显示，双相 II 型障碍患者与双相 I 型障碍患者所经受的损害和自杀念头同样严重。

抑郁症的病因

与其他一些疾病和障碍不同的是，对导致抑郁症的病因没有简单的解释。每一种抑郁症的病因都有可能掺杂着各种元素。精神病性或忧郁型抑郁症通常与生理和生物性因素相关，而非忧郁型抑郁症通常与人格和压力性生活事件紧密相连。除此之外，还有很多潜在的引发抑郁症的因素，其中包括遗传、生物性因素、大脑老化、性别、压力和人格等。

遗传

人们通常认为，抑郁症主要由生活经历、人格或者所有相关因素的共同作用所引发。与这种主流观点相反，我们现在有强有力的证据表明，那些对忧郁型抑郁、精神病性抑郁或双相障碍具有易感性的人，其体内的遗传因素起着非常显著的作用。在患有这两种心境障碍（抑郁症和双相障碍）的人中，大约有 40% 是由遗传因素引起的。

生物性因素

在大部分临床抑郁症案例中，我们会发现患者神经系统中神经递质的功能受到了破坏，这种情况在忧郁型抑郁和精神病性抑郁中特别明显。神经递质是一种化学物质，它们在大脑和整个神经系统中不断传递神经信号。神经递质有很多不同的种类，为不同的目的服务。有三种神经递质对心境有着特别重要的影响：5-羟色胺、去甲肾上腺素和多巴胺。

在功能正常运作的大脑中，神经递质在两个神经细胞之间传递神经冲动，让神经冲动在第二个及之后的每个神经细胞中都保持和第一个细胞一样的电流强度。在抑郁症患者的神经系统中，调节心境状态的神经递质无法正常运作，神经信号就会受到破坏或者不断减少。

大脑老化

随着我们的日渐苍老，大脑的整体功能开始退化，影响心境状态的神经递质水平可能也会受到影响。那些出现痴呆症状的老年人可能曾在某个时刻（通常在早期）患上了严重的抑郁症：通常是精神病性抑郁或者忧郁型抑郁，反映出大脑中连接某些特定区域的神经电路受到了破坏。有时候，在老年人身上出现的这些改变仅仅是内部日益老化的外在反映，特别是在那些对这种消耗和磨损特别敏感的老人身上。而在其他人身上，不为人觉察（包括他们自己和家人）的高血压和轻微的中风也可能会导致抑郁症。

性别

在某些类型的抑郁症中，性别起着一定的作用。从根本上说，患忧郁型抑郁症的男女数量是相等的，不过，女性比男性更容易患上非忧郁型抑郁症。对此有多种解释。

女性比男性更容易将压力内化，这种行为将她们置于抑郁症的高发风险中。此外，在那些婚姻不如意或孩子众多的妇女中，患上抑郁症的人数庞大得不可思议，这表明社会压力在抑郁症的形成中扮演着重要的角色。

始于青春期的荷尔蒙的影响大约可以解释为什么女性越来越容易感到焦虑，这种焦虑往往是抑郁症的早期形式，通常会导致抑郁症或者单纯的心情抑郁。不过，尽管性激素或生物学上的区别可能会让女性更有可能患上抑郁症，但也必须在某些具体的社会因素作用下才有可能导致抑郁症出现。

压力

每个人都会有承受压力的时候，认识到这一点很重要。这种压力会导致情绪低落。大部分人会在数天或数周内战胜压力或走出低落的情绪，但有些人就不行。

过往的、长期存在的压力会增加一个人其后数年内患抑郁症的可能性。举例来说，如果在童年时期，这个人的父母经常虐待或不关心他，他极可能形成自卑心理，在成年后对抑郁症的抵抗力就会变得很弱。

大多数患非忧郁型抑郁的人，都会记得某个促使抑郁症突然爆发的意义重大的生活事件。大部分可能引发抑郁症的生活事件，都会对一个人的自尊、自信造成打击或损害。对绝大多数成年人而言，自尊、自信与亲密关系以及其他重要的生活领域——例如工作——息息相关。婚姻破裂或者一段亲密关系的结束是引发抑郁症的普遍原因。还有一些人患上抑郁症是因为他们感到羞耻，这通常源于他们认为自己没有达到自己或他人的期望，从而导致了其自我评价的降低。

人格

"黑犬机构"所做的研究表明,某些特殊人格类型的人患抑郁症的风险比其他人更高,其中包括具有下列特点的人。

- 高度焦虑,这种焦虑可能表现为内在的忧心忡忡或外在的易激惹。
- 羞怯,表现为社交回避、内向保守,或两者兼而有之。
- 自我批判或低水平的自我价值感。
- 对人际关系高度敏感。

那些明显表现出这些人格特点的人,是易患非忧郁型抑郁的高危人群。

抑郁自测量表

下面是由帕克教授制订的临床抑郁症自测量表,同时也可以鉴定双相障碍的一些可能症状(这份测试量表可以在 www.blackdoginstitute.org.au 找到,你可以进行在线测试并查看自己的得分。该网页还提供双相障碍的自测量表)。

请注意,尽管帕克教授在制订这个自测工具时非常严谨小心,但它依然不能代替专业意见。自测的结果可能会有所帮助,但你还是应该就自己的健康、精神状态或身体状态向有资质的专业人员寻求帮助。

请认真思考下列问题,确定自己最近(在过去的两三天内)的感受,并与通常状况下的感觉相比较,然后评估下列问题的真实程度。

	不对	有点对	差不多对	完全正确
你会对某件事情反复考虑并感到焦虑吗？				
你是否感觉自己比以往任何时候都更脆弱？				
你对自己是否比以往更严苛，更容易自我批判？				
你是否会因生活中的事件而产生自罪感？				
你是否发现任何事情都不能令你情绪高涨？				
你是否感觉失去了自己的核心和本质？				
你感觉抑郁吗？				
你是否觉得价值感下降？				
你是否觉得无望或无助？				
你是否觉得离他人更遥远了？				

你可前往 www.blackdoginstitute.org.au/public/depression/self-test.cfm 查看自己的得分。

抑郁症和双相障碍的治疗方法

得益于对抑郁症治疗的持续研究，新的方法正不断涌现，包括处方药物、自助手段、替代性药物疗法等。持续不断的研究意味着，证明某一种治疗手段有效的证据也在不断改变。如果你想找到一种适合自己的治疗方法，最关键的就是获得一份精确权威的评估报告。一次抑郁发作可能会随着时间的推移而自愈，但没有人能保证这种好事会再次发生。今天我们有各种各样可行的疗法，没有必要让任何人去白白受苦或经受长久的折磨。

"黑犬机构"的研究人员认为，应该以每位患者的抑郁症类型为前提来选择合适的治疗方法。那些更具生物性本质的抑郁症——忧郁型抑郁和精神病性抑郁，可能更需要物理治疗手段，仅靠心理治疗恐怕解决不了问题。另一方面，心理疗法往往是治疗非忧郁型抑郁的首选。不过，如果症状异常持久和顽固，并且对生活的其他方面造成了显著的影响，这个时候也需要采取一些物理治疗手段，例如服用抗抑郁药物。

物理治疗

针对抑郁症采取的主要物理疗法是药物治疗和电休克疗法（或电击疗法）。还有第三种物理治疗手段，目前还没有得到广泛应用，那就是经颅磁刺激疗法。

药物治疗

最常用于抑郁症治疗的药物是抗抑郁药物、镇静剂和心境稳定剂。心境稳定剂通常也被称为抗躁狂药物。对患有双相障碍的人而言，仅仅服用抗抑郁药物可能会带来危险，因为这样做很容易引发躁狂症。因此，寻求精确的病情诊断是一个必不可少的步骤，一定要和一位有处方权的专业人士合作，而且对方必须具备成功治疗过心境障碍的经验。

抗抑郁药物。现在有名目繁多的抗抑郁药物可供使用，它们对各种类型的抑郁症都能有所帮助。药物的效果因抑郁症的类型不同及其他因素不同而大相径庭。选择性 5- 羟色胺再吸收抑制剂（SSRIS）、5- 羟色胺和去甲肾上腺素再摄取抑制剂（SNRIs）、三环类抗抑郁剂（TCAs）以及单胺氧化酶抑制剂（MAOIs）是四类最常见的抗抑郁药。选择性 5- 羟色胺再吸收抑制剂是作用单一的药物，主要通过阻止 5- 羟色胺再吸收的方式来提高这种神经递质在大脑中的活动水平。5- 羟色胺和去甲肾上腺素再摄取抑制剂是起着双重作用的药物，它用相同的方式同时提高 5- 羟色胺和去甲肾上腺素在大脑中的活动水平。三环类抗抑郁剂以及单胺氧化酶抑制剂是作用更广泛的药物，其效果也更广泛，它们能提高多种神经递质的活动水平。对于忧郁型抑郁症而言，作用范围更广泛的药物（三环类抗抑郁剂和单胺氧化酶抑制剂是首选）的效果会更好，而对非忧郁型抑郁症来说，各类抗抑郁药物的效果旗鼓相当，尽管并不是所有患者都需要服用药物。很多临床医生都认为，找到合适的抗抑郁药物在治疗过程中非常重要，因为对不同亚型的抑郁症，不同的抗抑郁药产生的效果和最终的结果差别会很大。

镇静剂。镇静剂可分为强镇静剂和弱镇静剂。弱镇静剂（通常指被称为苯二氮杂卓类的药物）对抑郁症无甚益处。事实上，它们是一种成瘾性药物，会加重抑郁症病情。不过，在治疗精神病性抑郁或者忧郁型抑郁的过程中发现，在其他药物被证实无效的情况下，强镇静剂却能起到相当大的作用。它们通常被用来作为其他治疗手段强有力的补充，不过，一旦抑郁症状消失，就必须停用。

心境稳定剂。心境稳定剂又称抗躁狂药物，在双相障碍治疗中起着极其重要的作用。顾名思义，它们对治疗躁狂症很有用，能有效减少心境起伏的严重性和频繁性，从而帮助患者稳定情绪。锂、2- 丙基戊酸钠（双丙戊酸钠）、拉莫三嗪、卡马西平是最常见的心境稳定剂。

根据对患者抑郁症类型、病因及患者本人情况的了解，一名见多识广、经验丰富的专业人士应该能准确地判断出哪种药物对该患者最有效。关于药物治疗手段，最后要提醒大家注意：抗抑郁药和心境稳定剂不仅在治疗抑郁症当前发作时很有用，对防止将来的复发也同样不可缺少。认识并理解这一点非常重要。所以，在病情好转之后，患者可能还需要继续服药一段时间。

电休克疗法

由于电休克疗法有一个饱受争议的过去，很多人都对其持警惕态度，在是否容许自己的亲人接受这种疗法的问题上非常谨慎。不过，当药物治疗无效，尤其在人们患上精神病性抑郁症、危及生命的躁狂症、严重的产后抑郁症或忧郁型抑郁症的情况下，由于自杀风险高或病人病情严重以致无法饮水、进食及服药，此时电休克疗法就扮演着一个低调但却重要的角色。

虽然电休克疗法有一些短期的副作用，但还是比较安全的，因为在治疗过程中会使用常规的麻醉剂，所以并不会让人特别难受。在治疗过程中，被严格、谨慎控制的电流在两个被安置于头皮上的电极之间穿行，同时通过患者的大脑，影响患者大脑中的电流活动。患者醒来后，由于麻醉剂的作用，他们对刚刚发生的一切没有记忆。

这种疗法最常见的不良反应就是，在治疗刚结束时病人会产生混乱困惑的感受，出现记忆丧失的现象。在数小时之后，混乱困惑的感受就消失了，但记忆短期丧失的现象会持续得更久一些。

经颅磁刺激疗法

经颅磁刺激疗法可能会成为替代电休克疗法的治疗手段。神经病学家不但将经颅磁刺激手段用于治疗，还把它当作一种诊断工具。将一团电路线圈贴近患者的头部，一个磁场就建立起来了，用这种方法可以刺激患者大脑内的某个特定区域。采用这种疗法时不需要麻醉，患者也不会产生抽搐现象。

目前我们还没有明确的证据支持这种疗法，但这是一个主要的研究方向。如果经颅磁刺激疗法表现得和电休克疗法一样有效，对很多心境障碍的治疗来说，这将是一个不同寻常的进步。遗憾的是，在得到明确有力的证据之前，我们恐怕还得等上好几年。

心理疗法

目前用于抑郁症的心理疗法有很多种。下列几种是最常用的：

- 认知行为疗法（Cognitive behavioral therapy）
- 人际关系疗法（Interpersonal therapy）
- 正念认知疗法（Mindfulness-based cognitive therapy）
- 接纳与承诺疗法（Acceptance and commitment therapy）
- 精神分析（Psychoanalysis）
- 心理咨询（Counseling）
- 叙事疗法（Narrative therapy）

所有的心理疗法都可以被当作药物治疗的替代性疗法，也可以将两者结合起来使用。在处理非忧郁型抑郁症的诱因方面，心理疗法往往会更有效果。不过，在决定哪一种手段为最佳选择之前，一定要对患者进行全面彻底的评估。

认知行为疗法

患上抑郁症的人，尤其是非忧郁型抑郁症患者，通常会对自己和周围的世界持有消极否定的看法。这种消极否定的思维方式并不仅限于抑郁发作的时候，而是他们看待生活的一种长期性态度。他们通过一个负性过滤器，将自己的很多生活经历——甚至是全部经历歪曲了。他们的思维模式变得如此根深蒂固，以至于自己根本意识不到这种思维会导致偏差。

认知行为疗法旨在让人们看到自己的想法是如何影响自己的情绪，并帮助他们减少对生活和自己的消极看法。这种疗法的基础是让患者明白，消极思维也是一种习惯，就像所有坏习惯一样是可以打破的。认知行为疗法通常由训练有素的治疗师实施，既可以采取个体治疗的方式，也可以采取小型团体治疗的方式。在治疗期间，治疗师可能会布置一些家庭作业。按照病情需要，一个疗程大约有 6~10 次治疗，不过，治疗次数也会因人而异。

人际关系疗法

产生抑郁症或对抑郁症易感的原因，通常可以追溯到一个人在工作、人际关系或其他社会角色方面所表现出来的人格或社会功能。正因如此，人际关系疗法的潜在假设就是：抑郁症的产生和人际关系问题有关。在人际关系疗法中，治疗目标就是去了解这些人际因素在一个人的当前生活环境中是如何起作用的，它们与这个人的抑郁症或抑郁症高危性之间是如何产生联系的。人际关系疗法通常需要 12~16 次治疗。

正念认知疗法

正念认知疗法包括简单的呼吸冥想练习和瑜伽伸展练习。通过练习，患者对当下的觉察与感受会变得更加敏锐，对自己意念和身体内每时每刻发生的改变都能清晰地感知。这种疗法也包括向患者传授一些有关抑郁症的基础知识，此外，它还从认知行为疗法中借鉴了一些练习手段，帮助人们发现自己的想法和感受之间的联系。正念认知疗法的目的，就是让人们在面临被抑郁症压垮的威胁时学会照顾自己。这种疗法已经被用作防止抑郁症复发的手段，其结果非常鼓舞人心。

接纳与承诺疗法

接纳与承诺疗法是正念认知疗法的一个分支，是最近才发展起来的，已经被发现可以有效地治疗各种临床病症，其中就包括抑郁症。通常，我们会假定有一个"健康正常值"存在，而接纳与承诺疗法却与此不同，这种疗法假设，在一个正常人的心理发展过程中常常会产生一些心理疾病。这种疗法还假设，如果持续努力地想消除某些症状，事实上往往会适得其反，导致一些精神障碍。所以，这种形式的心理治疗不是以减少症状为目的。其目的在于：让当事人学会不要立即对生活中出现的状况进行回应，而是要后退一步，培养自己冷静观察和思考的能力；让他们懂得，此刻在思绪和感受中快速掠过的，往往都是自己过去生活中的经验和体会，而不是当前的事实。在治疗师的指导下，来访者能够学会如何只是简单地留意这些经验和体会。这种方法可以帮助人们认识到哪些事情是自己不能掌控的，从而让他们学会把更多的精力集中在那些自己能够掌控的事情上。接纳与承诺疗法鼓励人们活在当下，而不是活在过去或未来，承诺让自己的行为与自身的价值保持一致，并基于当前的处境采取适当的行动。

接纳与承诺疗法的祈祷文是："接纳、承诺、行动。"这种疗法旨在帮助人们学会如何更灵活地应对日常生活以及各种人生境遇，鼓励人们采取健康有益的行动——即使他们自己并不喜欢，同时敦促他们停止那些无益身心的活动。学会辨别哪些是有益的，那些是有害的，然后采取合适的行动——在这个一切都在飞速改变的时代，这大概是每个人都应该学会的重要生存技巧。

精神分析

精神分析是一种时间跨度很大的治疗方法，持续时间可从数月到数年不等。在治疗期内，治疗师和患者之间会发展出一段持续的关系，然后将这段关系用于深入地挖掘和探索患者人生经历的各个方面。这种疗法的假设是：在治疗师和患者之间存在的这段关系，加上对患者过去与当前状态之间联系的深入理解，可以帮助患者解决抑郁问题，并降低患者再次发病的可能性。

心理咨询

心理咨询囊括了多种方法和技术，旨在帮助人们发现自己的问题和自己青睐的治疗方案。心理咨询可以帮助那些在家庭生活或工作中长期存在问题的人，也可以帮助那些突然遭遇重大生活变故的人（危机咨询）。

叙事疗法

叙事疗法是心理咨询的一种形式，基于对人们所描述的个人生活故事的理解。咨询师倾听来访者如何用故事的形式呈现自己的问题，然后帮助他们思考：这些故事是怎样阻碍他们去克服自己面对的各种困难的。这种疗法将"来访者的问题"和"来访者本身"分开对待，引导来访者发现自己原本具备却一直没有意识到的知识和能力，并学会如何利用这些优势解决自己的生活问题。

叙事疗法和其他疗法的区别在于，它把重心放在了如何发现并确认来访者所拥有的长处上，并着重强调那些能够证明来访者在过去成功地解决了种种问题的经历。这种疗法的目标，就是培养来访者的适应能力和复原能力，负性经历并不是其关注的焦点。

真正管用的疗法

你可能会感到困惑，上面这些信息对自己来说究竟意味着什么呢？下一步又该做什么呢？本章扼要概述了当今有关抑郁症及其疗法的最新医学研究成果。我自己也强烈地感觉到，如果只是简单地将这些东西列举出来，并不能照亮求助者前行的道路。正如本书第十一章所探讨的，我相信大部分研究者正在努力寻找真正有用的答案。不过，目前的多数研究项目都是围绕着少量参数之间的关系进行的，例如比较两种药物的效果，或者比较服药和不服药（安慰剂）的区别，或者将认知行为疗法与精神分析进行比较。在选择不同的疗法时，这些研究结果或许会有所帮助。但是，考虑到世界卫生组织已经提出，到 2020 年抑郁症将成为世界第二大致残疾病，研究人员就面临着一个不容回避的问题：他们是否遗漏了什么？

作为一名抑郁症过来人，我认为，在帮助患者和他们的医生如何正确选择治疗手段这方面，目前的研究方法有一定的局限性。尽管现在的研究手段确实能为患者带来一定的益处，但它需要一种更加整体化的视角作为补充，以就如何将"治疗方案选择"和"生活方式选择"整合起来这个问题帮助我们做出更好的决定。

在西方国家，患抑郁症的人往往感到压力巨大，时不我待。在各种治疗方法之间，该如何分配自己的时间呢？是否需要服用抗抑郁药？是否要接受长程精神分析治疗？是否应该辞去一份充满压力的工作？是否应该终止一段有害的关系？是否应该参加体育锻炼？是否应该练习冥想？在这些问题上，他们需要得到中肯的指点。我相信，如果我们对某个人的生活进行全盘考虑，以对其他具有相同经历的人最有效的治疗方法为基础，想要知道这些问题的答案并不难。对很多医生而言，似乎默认的治疗方法就是开抗抑郁药。可是，也许其他的方案也同样需要我们加以严肃地考虑呢？

在第十一章《战胜抑郁症的有效疗法》中，我总结了对 4000 多名抑郁症或双相障碍患者进行调查后得到的结果。在调查中，我要求被调查对象给自己尝试过的所有疗法打分。这样做的目的并不是确定哪一种疗法最有效，而是想了解哪种类型的疗法帮助的人最多。在对这些调查结果进行分析之后，对"如果想让自己获得长期持久的康复，现在首先应该做什么"这个问题，我给出了切实可行的答案。从自己的亲身经历中，我知道"心怀希望"在任何一种康复计划中都是最有力的因素，所以，我们首先要做的，就是仔细阅读下面这些人的故事。他们都经历了最深度的抑郁、最深重的黑暗，但最终找到了自己的出路并迎来了光明。

第二章

帕特里克·肯尼迪

美国前众议员

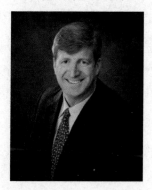

　　帕特里克·肯尼迪（Patrick Kennedy）是已故美国参议员爱德华·肯尼迪（Edward M. Ted Kennedy）最小的儿子，也是美国前总统约翰·肯尼迪（John F. Kennedy）的侄子。他出生在马萨诸塞州，迎接他到来的，是一个人口众多、关系密切的大家庭。他的母亲不但深受严重抑郁症的折磨，还一直被在她的家族中世代延续的酗酒恶习所困扰。而他的父亲则一直受我们现在称为"创伤后应激障碍"（PTSD）这种精神障碍的深度影响，这种疾病是由发生在两个兄长身上的谋杀案引起的（即美国前总统约翰·肯尼迪和前司法部长罗伯特·肯尼迪被刺事件）。尽管在这个大家庭中，精神健康出现问题成为一种普遍现象，但是在那个时代，不允许他们将自己的问题说出来。

帕特里克在10岁出头时就留意到了自己身上的抑郁症苗头，17岁时他因可卡因成瘾被送进医院接受治疗。大学时期，他找到了弗兰克·狄保罗（Frank DiPaolo）这个良师益友。事实上，弗兰克已经将帕特里克当成了自己的孙子，并在帕特里克的康复过程中起到了至关重要的作用。就在这段时间，帕特里克加入了民主党。20岁时，他就成为罗得岛州众议院的一名众议员；27岁时，他成为美国国会最年轻的议员。

由于他的生活经历，帕特里克觉得，在所有的政治工作中，那段全力投入推动精神卫生政策改革的时光，给他带来了最大的成就感。2008年，帕特里克与人合作执笔了一份重要的法律文件《精神卫生均等及成瘾治疗衡平法》（*the Mental Health Parity and Addiction Equity Act*）。就在2006年编写这个法案期间，由于酒精作用和奥施康定成瘾，他经历了一次精神崩溃。但是，对自己患上精神疾病的羞耻感太强烈了，令他无法迈出寻求恰当治疗的第一步。帕特里克被诊断为患有双重疾病，即双相II型障碍和成瘾。

所幸的是，帕特里克将保持自己的清醒当作第一要务，现在他已经痊愈。

他于2011年离开了国会，同年和艾米·佩蒂高（Amy Petitgout）结婚，有了两个小孩。他是"一心研究"（One Mind for Research）的联合创始人，这是一个非营利基金会，致力于通过共同研究探索人脑的未解之谜。此外，帕特里克一直是精神健康运动的积极倡导者。

帕特里克，可以说说在你记忆中童年最好的部分是什么吗？

我的家庭。我是在一个大家庭中长大的，能够在一起生活是一件非常幸运的事，我们都很享受彼此的陪伴。作为这个家庭的一分子，意味着在政治中长大，玩命地工作，尽情地玩乐。父亲培养了我们对海洋和大自然的热爱——通过航海、在海滩流连以及野营。

父亲从事与国际难民有关的工作。由于他的工作范围很广，包括我在内的家庭成员常常陪着他四处奔波。如果我想观察真实的政治生活，可谓是近水楼台先得月，因为我可以近距离地看到他是如何为社会公平而奋斗的——这是他事业的灵魂所在。自然，我父亲也是医疗改革的支持者。在职业生涯即将结束时，他发挥自己影响力的方式之一，就是支持了一位名叫贝拉克·奥巴马的年轻参议员。奥巴马向我父亲承诺一定会推动医疗改革，他也确实履行了自己的诺言。他向我的父亲、向每一个认为拒绝给予别人活命的机会和治疗是一种不公平、不道德行径的美国人，表达了自己的尊重和敬意。

和父亲一起户外旅行时，你最享受的是什么？

我喜欢户外旅行带来的兴奋和冒险。我喜欢亲近海洋，喜欢在海边居住，一直到今天依然如此。航海是一种鼓舞人心的体验，能让我的心灵自由地漂流，还有很多我喜欢与家人、朋友一起进行的户外活动也能带给我同样的感受。这些成长经历非常重要，它们让我感到幸福，使我看到了自己在这个世界上的位置。我亲眼目睹了大自然是如何拯救父亲的。他总是能够从水的世界中获得自己的心灵支撑——出海航行、漫步海滩、畅游大海。幸运的是，我也将海滩看作一个可以给自己充电的地方。和大自然亲密无间地相处并从中汲取力量，是父亲分享给我们所有人的珍贵礼物。

你还记得幼年时遭遇的困难吗？

在 13 岁左右时，我常常哭泣。我觉得自己交不到朋友，但又说不出具体的原因。我总是觉得自己孤立无助。14 岁或 15 岁时，我开始接触大麻、可卡因和酒精。我要求离家去寄宿学校，因为当时认为寄宿生活能带给自己更多的自由。我希望不同的生活环境可以带来改变。有时候，我可以每天睡十四五个小时，却仍然在多数时间里感到疲惫不堪。然后，我又会在接下来的时间里精力爆棚，感觉自己根本就不需要多少睡眠。

17 岁的时候，因为可卡因依赖，我被送入医院治疗。随着时间的流逝，我发现了其他替代品，例如酒精、止痛药、安非他明以及苯二氮平类药物。由于给自己开药成了一种习惯，很快我就开始罹患成瘾性疾病。

父亲亲眼目睹了两位兄长被谋杀，而且，那些可怕的场景一遍又一遍地在电视里重演。那个时候我们不知道该把这种症状叫什么，但他明显地受到了这些创伤事件的深度影响，其结果就是，他开始自己想办法减轻痛苦。只要周围出现一点稍大的声音，他都会被吓得跳起来——你可以清楚地感觉到他的焦虑有多严重。为了应对这种情况，父亲试着不停地活动，让自己一直保持忙碌，不断地找事情做。他们那一代人不懂得让自己慢下来，去仔细思考那些混乱不安的感受。内省行为会被视为没有男子气概，是不可接受的。因此，父亲那代人从来不谈论情绪问题。当然，精神疾病会被认为是虚弱的标志，更别提寻求帮助了。

我和母亲之间充满了爱意，总是互相支持。但是，看到她受抑郁症和酒精的折磨时，我感到既难受又困惑。她是一个善良美丽的女人，一生中大部分时间都在这些疾病中煎熬。当家族悲剧发生的时候，她也和所有人一起承受着，这其中的苦痛挣扎令人无法想象。我对父母充满了热爱和崇拜，但是他们的病痛也让我苦不堪言。我记得在大学念书的时候，当地报纸《普罗维登斯日报》（*Providence Journal*）登载了一篇社论。这篇文章对我的双亲进行了恶毒的人身攻击。我记得自己对那篇文章一直耿耿于怀，对那名作者充满了无法遏制的愤怒和防备。发自内心地说，对那些攻击父母的人，我都恨不得揍他们一顿。

令尊曾于 1980 年竞选美国总统，当时你担心过他的安全吗？

有好几次，父亲都面临着很确定的威胁，这也是为什么他的衣橱里会有一件防弹衣。当时我们不懂，但这些事情轮不到我们去询问。关于安保，在我家周围总是会有持枪的人在守卫。对我们一家人来说，这就是常态。我经常和父亲一起出门，所以也亲眼目睹了别人对他的语言攻击。这些肯定会让我感到不安和窘迫，因为我的整个自我意识是紧密地和双亲交错纠结在一起的。

父母的精神问题是如何影响整个家庭的呢？

在家里，我们是不可能谈论这个问题的，因为任何不对劲的地方都只会被看作性格上的缺陷，而不是大脑里面的化学物质出了问题。我对这些疾病感到羞耻，没想到的是，这种羞耻感会在那么漫长的人生中和我如影随形。我的遗传基因里携带着强大的精神疾病倾向，再加上环境因素的影响，让我一步步走上了和父母一样的道路。但是，我觉得人生经历是来自上帝的恩赐。正是因为拥有这样的亲身经历，有一个这样的家庭，才让我有机会为改变世人对精神疾病的态度、为消除这些疾病带来的羞耻感做出自己的贡献。对我来说，最大的幸福就是，我可以利用自己身为政治家和患者的双重经历，为争取改变法律和公众对待精神疾病的态度而奋斗。

令堂的诊断结果是什么？

她患有严重的抑郁症——极难治疗的那种。她经历过非常具有破坏力的发作时期，但这些发作并不具备躁狂症的典型特征，就是你在躁郁症或双相障碍中看到的那些症状。我被诊断为患有双相 II 型障碍，所以我也不是典型的双相障碍。

在你的记忆中，母亲的病情给家庭带来了怎样的影响？

这就是一头房间里的大象。你不愿承认它的存在，但它就在那里，每个人都知道，但每一个人都不知道该如何正确地面对它。我们都想让它成为一个秘密，但想保密是不可能的。所有的人都知道，却都讳莫如深。我们一家人都生活在公众的视线之内，所以那种羞耻感更是雪上加霜，因为人们对我们遭遇的精神问题会更不理解、更难接受。各种因素交织在一起，使母亲的处境举步维艰。我们不得不担心公众的看法，而这种担心对母亲来说，是在被疾病伤害之后又额外加上的一层侮辱。疾病本身就是一个无法逾越的障碍，而带着因羞耻感而产生的孤独去和疾病抗争，只能让疾病更加恶化。

你高中上的是菲利普斯学院，对吧？

是的。我知道别人都把在那里度过的日子看作自己的光辉岁月，但我是一个无可救药的完美主义者，总是感觉那时候的自己有种种不足。我从没觉得自己的表现达到了预期。青春期到来时，我心里的那种不安全感更深了，各种担心和不安也随之被夸大了，而我的自信却一点也没有增加。

父母离婚时你大约 15 岁？

14 岁。在父母真正离婚之前，他们其实已经分居很长一段时间了，所以，他们离婚的事不算是生活中发生的突然变故，算不上什么创伤性事件。不过，就是在那个时候，父母决定让我接受心理咨询，因为担心离婚事件会对我造成很大的影响。

现在回头看，那个时候我一直被焦虑和难以安慰的悲伤折磨着。我存在着严重的适应困难，尽管表面上看起来并没有比同龄人多出什么毛病。每个人都会经历青春焦虑期，也许别人都比我更善于伪装吧。回想起来，我的老师和辅导员把我置于他们的羽翼之下，小心翼翼地保护着我，这表明当时他们一直在密切关注着我的情绪稳定问题。

当时感到悲伤有什么理由吗？

尽管从来没有公开承认过，但父母与他们的疾病展开的较量是异常艰苦的。他们自己的处境已经够悲惨了，却还要日复一日地应对公众的各种诘难。在那种情况下，即便是毫不相干的陌生人，也能够看到我的处境有多艰难。这于我来说或许是一件好事，因为这样一来，对我的情况，身边的人就会知道得比我愿意承认得多。我知道自己的生活出了问题，但我无从插手，也无能为力，只是感觉特别孤立无援。

我曾以为这个家庭的秘密被保守得很好，外界对此一无所知。后来有一天，在一家书店里，当我走到以 K 字母开头的那排书架时，发现了几本有关肯尼迪家族的书。从这些书里，我看到了那些自以为曾是惊天秘密的事情，这些事情我们从来没有说出去，却被写在了书里，供所有人阅读。

那时你有可以吐露心事的人吗？

在我们家，向别人倾诉心声是得不到允许的。我总是担心，如果我告诉别人自己家族里的事情，就一定会以某种方式对家人造成不好的影响。我知道，在别人眼里我不仅仅是帕特里克，我还是肯尼迪家族的一分子。我一直小心翼翼地控制着自己，不向任何人倾诉自己的问题，因为我总是担心会被传播开去。我知道，和自己的父母一起分担彼此的痛苦对普通人来说是再正常不过的事情，但不适合我。对媒体来说，这些痛苦是极具新闻价值的消息。在很小的时候，我就已经悲哀地意识到了这一点。

在 17 岁时，你不得不入院治疗，20 岁时却开始竞选公职。这是一个很大的转变。你认为这样的变化应该归功于什么？

那时我正在念大学，需要洗心革面重新做人，尽管我一直没能获得成人意识。我已经被贴上"残次品"的标签了，这反而点燃了我想要用别的方式来证明自己的渴望——去证明（主要是向我父亲证明）我依然能够成功地干出点大事来。如果你想弄明白自己到底在干什么，最好的方式就是去参加竞选，让民众给你投票，不管他们喜不喜欢你。这是证明自己是否还行的一种相当有力的方式。很长一段时间以来，我都在寻求外界对我的认可。

在 17~20 岁这段时间，你还记得用了什么特别的策略使自己保持良好状态吗？

我定期去参加"十二步骤"（12-step）[①] 聚会。还有一个老年绅士收留了我，他就是弗兰克·狄保罗。当时我根本没意识到他已经很老了，因为他的心态非常年轻。我们相遇时他已经 80 岁了，但是他的态度举止完全像一个 60 来岁的人。他身上带着一种世俗生活的真实感，生气勃勃、激情洋溢，一下子就吸引住了我。我将他当成了第二个祖父。认识他是我天大的福气，他拯救了我的人生。他是一个很老派的人、一个真正正直的人。他干了很多兼职，目的就是让 4 个孩子都能上大学，尽管他自己从来没有机会步入大学殿堂。他工作努力，浑身上下充满了阳刚之气。他具备所有我渴望拥有的东西，就像磁石一样将我拉向他。而他对我的无条件的爱和接纳就是持续支撑我的力量。

我还记得，康复中心的室友以一万美元的价格把我的故事卖给了《国家

---

① 十二步骤，也被称为"十二步项目"或"十二步康复法"。它是一个通过一套规定指导原则的行为课程来治疗上瘾、强迫以及其他行为习惯问题的项目。因为其一共有十二步，故被称为"十二步项目"。此项目是由匿名戒酒协会（AA）发起的，最初是作为治疗酗酒习惯的方法，后来被广泛应用于各种强迫及成瘾行为的治疗中。——中译者注。

询问报》（*National Enquirer*）。你可以想象一下当时的场景：走进我们当地的杂货店，在一进门就看得见的书报架上陈列着《国家询问报》，一整版都是我的照片，上面印着大大的标题——"帕特里克是个瘾君子"。你能想象我有多惊骇吗？我想将所有的报纸都藏到自己身后，我曾希望能将自己的故事层层包裹起来。它让我感觉如此羞耻。我知道，全天下都知道我的秘密了。

在去弗兰克家的路上，我很害怕，不知道他会有什么样的反应。我知道，他也许会很难接受我吸毒这个事实，而这对我们之间的关系意味着什么呢？我非常担心，也异常恐惧。我真的觉得自己肯定让他感到失望了，感觉自己背叛了他，更担心因为自己的缘故连累他被别人看作傻瓜，因为他信任并竭力支持的这个家伙原来只是个废物点心。

我永远不会忘记他对我说的话："那个鼠辈，怎敢把别人的私事说出去。"我立刻明白了他的意思，这真的完全出乎我的意料。尽管他并不懂得如何讨论那些精神疾病和成瘾症，但他明白这些病是令人感到羞耻的，所以在他看来，如果你有"问题"，那它们就应该是你的隐私，不应该被说出去。我今天依然感激他对我的保护，但是现在我也明白，这种对精神疾病保持"缄默"的观点，正是推动世人正确看待和积极治疗这些疾病的最大障碍——患上精神疾病是一种医学问题，而不是个人道德的问题。

你是怎么认识弗兰克的？

非常偶然。那个时候我 19 岁，是普洛威顿斯学院（Providence College）的一名学生，瘦骨嶙峋的，就像从马萨诸塞州逃过来的难民。在当地我没有亲人。后来我发现自己总去一个名叫"斯帕城堡"（Castle Spa）的小饭馆，因为觉得那里很棒，而弗兰克就是它的主人。他经营这家小饭馆已经 40 多年了，所有的食物都是他亲手做的。

我对你们的这种邂逅真的很好奇。有一句俗语说，"当学生准备好了，老师自然就会出现"。你觉得你们之间是这样吗？

毫无疑问。弗兰克改变了我的人生。他对我的教育是以身作则的。对我来说，弗兰克成了我感情的支柱，也是我政治生命的支柱。我将诚信视若生命，不管是在政治生活还是私人生活中都是如此，因为他就是一个重视诚信的人。我曾以为没有人能在完全了解我之后继续喜欢我，可是他知道我的一切——我的为人、我的困境，却依然一如既往地爱我、支持我。

显然，弗兰克是与众不同的。他带给你的最大人生启示是什么？

他活了106岁，这个数字是非比寻常的。但是，最非凡的却是他在这么漫长的岁月中选择的生活方式。他完全活在当下那一刻。他对任何事情都不会过于执着。我一直在努力地活在当下——不是未来，不是过去，就是现在，仅仅是现在。而他做起来却毫无刻意、毫不费力，在漫不经心间就做到了。他拥有把所有人都吸引过来的魔力，每个人都喜欢围绕在他左右。这真的是一件了不起的事情，如果你看到那个场面，你就会明白。我很难用语言去准确地描述那种感觉，就是那句老话，"停下来闻闻花香，享受当下的生活"。换句话说，不要活得那么累，放慢你的脚步，不要让时间匆匆掠过。每一天，他都是这么活着的。

他自己种西红柿，结的果实是附近地区个儿最大的。他还会种植紫花罗勒，采摘下来冷冻收藏，然后在隆冬时节放进西红柿汤中调味。这是个活得脚踏实地、有滋有味的家伙。他喜欢园艺，喜欢交朋友，喜欢烹饪，喜欢和人分享自己的一蔬一饭。对我来说，这种生活是完全不一样的。我没有那种将面包掰开一半与人分享的崇高意识。与弗兰克的相识让我的人生更加充实和完善了。

我们每天都会见面。这种相处带给我的深远影响并非缘于发生了什么不同寻常的事情或相处本身有什么特殊之处；正是这种细水长流、平实安稳的生活，让我感受到了隐藏在其中的不动声色的强大力量。我从来不需要担心占用了他太多时间。围绕在我身边的有很多重量级人物，可是我经常觉得他们应该去做一些更实在的事情，不应该在我这里浪费时间。弗兰克让我感觉自己对他很重要，他花了很多时间和我待在一起，这足以表明他对我非常重视。这种陪伴是别人替代不了的。所以，我真的要为此感谢上帝的眷顾。

你和令尊的关系也很不错，这与你和弗兰克的关系有什么不同呢？

弗兰克总是陪在我身边。父亲是我生命中最重要的亲人，但是他太忙了。他属于很多人。弗兰克和我认识的时候已经处于半退休状态了。他给了我时间，这是我永远不会感觉魇足的宝贵物品。

现在回头看，政治生活给你带来的最大压力是什么？

政治人物的生活是以自我为中心的，建立在表面、肤浅的基础上。我对政治实在是太了解了，对我来说从政是最自然不过的事情。我知道怎么表面化地生活、怎样戴上自己的面具，这些对我而言就像适应机制一样，是后天习得的。我赢了自己参加的每一场选举，胜利几乎是手到擒来，即便身处巨大的混乱和丑闻漩涡中——在这种情况下，大多数人已经从政治游戏中出局了。但是，这种能力也成为一种障碍，因为它阻碍了我去进行必须的改变。

如果我想改变，就不能使用我已经烂熟的方法。如果一边想着获得新的技能，另一边却又坚持着旧的生活方式，是无助于任何改变的。

父亲的去世是我人生中的一个巨大转折点。我抓住了这个机会来改变自己。我开始自省，考虑过一种不同的生活。幸运的是，我拥有一些鼓励我放手一搏的朋友。当然，我最大的福气就是遇到了我的妻子艾米。事实证明，她是我前进道路上的完美伴侣。

在从政期间，你最引以为豪的事情是什么？

当然是编写了《精神卫生均等及成瘾治疗衡平法》。它不仅是在立法和政治领域取得的胜利，更是我个人的胜利，因为它是我和父亲共同努力的成果。我父亲过去一直拒绝讨论并承认精神问题，正如很多他的同时代人一样。他憎恨承认自己患有精神疾病，因为精神疾病一直被错误地当作性格问题，而不是大脑中的化学物质出了问题。

所以，能让他成为这个法案在参议院的主要支持者，对我来说已是重大的个人胜利。尽管到最后，他也没有对这些问题释怀，但是他明白这个法案的政治意义，也懂得它标志着一种模式的改变，而这种改变是他的儿子参与创造的。作为一名政治家，他承认我干的是一件大事，虽然他并不确定自己是否喜欢这个法案。

这个法案直到2006年才得以通过。吉姆·拉姆斯特德（Jim Ramstad）和我一直在为它的通过而战斗，在我们两个人的政治生涯中，几乎一直在为此奔走呼号。非常幸运的是，就在医疗改革开始之前，法案最终获得通过。如果《精神卫生均等及成瘾治疗衡平法》被当作医疗改革的一部分，很有可能在讨价还价中被放弃。因为就医疗改革方案达成共识太难了，所以如果不是提前通过，在最终的方案中被淘汰也不足为奇。

反对的声音不仅来自保险业，也来自各种精神卫生组织。我们最大的对手就来自自己的阵营，事实往往如此。有人认为，基于"生物性"的脑部疾病，例如双相障碍或精神分裂，都应该被平等地列入保险责任范围，但是对一些情感障碍，例如成瘾问题，虽然也是生物性的，但是从政治意义上看是不可接受的，所以不能列入医保范围。

我们最大的问题并不是和保险业之间的争执，而是自己的无能为力——我们无法达成一个共同原则，让大家站在同一阵营。所有的精神疾病都源于我们的大脑，并非来自身体器官，所以不管是哪种疾病，我们面对的都是同样的羞耻感，只不过形式不同而已。

当为这个法案努力工作的时候，由于酒精和奥斯康定成瘾，你在 2006 年崩溃了一次。是这个法案带来的压力造成的吗？

讽刺的是，我之所以把自己搞到无法收拾的地步，恰恰就是因为不愿寻求正确的治疗——而这正是我自己一直倡导的——归根结底还是因为羞耻感。那场战争，不仅仅是政治上的，也是我私人的。在当时，我根本无法预见到后来出现的一线曙光，但当我去接受治疗时，很多在国会立法机关工作的同事都给我写来了慰问信，祝我早日康复。重返国会后，我拜访了其中的很多人，他们一般都会和我说起自己的一些问题，因为那时我是一个有成瘾性问题的代表人物。除了在人际关系上有所收获外，这样做也达到了一些政治目的：这样一来，他们就很难再无视我或者这个法案了，因为他们和我都知道，这个法案与大家都有关。

在你康复的过程中，有哪些重要的因素在起作用？

我是认知行为疗法的忠实拥趸，事实证明它非常有效。你必须学会改变自己的思维模式。认知行为疗法不仅会改变你的看法，也会改变你的大脑结构。你必须摒弃那些自然而然地涌现的想法和已经习惯的思维模式。改变你大脑内化学物质的最好办法，就是去做一些你过去没有做过的事情。这并不容易。因为在这个过程中你会面临很多新问题，它们会给你带来焦虑。

我的经验和教训都来自那些同样处于恢复期的病友。每天我都会参加"十二步骤"互助小组，小组成员会帮助我重新定位自己的思维中心，就像认知行为疗法所做的那样。就这样，通过一天天缓慢但稳定的行为改变，你就会看到自己的思维发生了改变。"十二步骤"小组中的伙伴们给予我的情感支持具有不可思议的强大力量。我还认为，与一个彻底理解自己、完全接纳自己、全心热爱自己的人建立的亲密关系，绝对是康复的基础所在。我的妻子和两个孩子是我坚实的后盾，他们让我感觉踏实安稳。我能步入康复的正轨，他们功不可没。此外，充足的睡眠和适度的锻炼，也能使我的身心处于健康状态。

为什么你认为"十二步骤"方法有用？

我坚持认为，自己的疾病并不是物理变态反应那么简单（在匿名戒酒协会中，酗酒被指为一种过敏性反应，因为有这个毛病的人无处不在），它同时也是一种心理强迫症和精神疾病。这是一种三重疾病。所以，仅仅针对生理方面采取的药物治疗和医疗处理是不够的。在心理强迫症方面，你需要在自己的心理社会行为上做出努力，通过改变你与世界联系的方式来改变自己的行为结果。

心灵因素是最根本的，因为你需要归宿感，需要认识到自己并非宇宙的中心。生命的真正解放并非来自彻底的自我化，而是成为某个群体的一分子。这是因为你不再认为自己的生命是一个随波逐流的存在了，你能感觉到自己活着的目标和意义。你和一个比自我大得多的整体联结在一起了，这才是真正强大的力量。

在"十二步骤"小组中，这种从"我"到"我们"的转变是怎么发生的？

这是因人而异的。每个人都会在各自的机缘到来时明白这些道理，当我们获得领悟的时候，不仅可以认识到自己并不孤独，而且还找到了解决自身问题的答案——这是一个很大的悖论，当我们帮助他人的时候，自己也会变得更好。一旦我们获得了康复，就自然有了属于自己的使命：告诉世人还有另外一种生活方式可以选择。并不是所有人都做好了接受这些信息的准备，但是对那些已经准备好的人，我们可以让一切成为可能。我们必须以身作则，随时准备向世人分享自己的领悟。

你和妻子艾米是怎么认识的？

在我姑妈尤妮斯（Eunice）举行的一次晚宴上，我第一次见到了她。尤妮斯姑妈是特奥会（Special Olympics）的创始人，这次晚宴是为新泽西的智障公民联合会（ARC）举行的。你知道，那时候我们不用"智障"这个词，所以一直用 ARC 来指代。我妻子的父亲是一位退休的特殊教育教师，终其一生都在为智力残疾运动而奋斗，所以，他当然知道晚宴的事，并且买了几张入场券。不过他在最后一分钟决定不去了，把入场券给了艾米。在晚宴上，当我第一眼看到她的时候就对自己说："我以后还想再见到她。"所以我不遗余力地创造了再次和她见面的机会。

到我们相识的第二年，对彼此的了解更深了。后来我离开了国会，次年春天我就向她求婚了。当时，我已经决定重新开始一种截然不同的生活，也认识到了艾米身上深深吸引我的品质是什么。除了美丽，她身上还有一种成熟的气质让我着迷。现在，艾米和两个孩子带来的踏实感指引着我，让我实实在在地活在当下。

你还提到了锻炼的作用。你选择的是哪一种运动呢？一开始会不会很难？

我是从慢跑开始的，现在则是慢跑和游泳交替进行。我还把自己的一个教练推荐给了妻子，让她也做一些比较温和的运动。我想把运动和自己的日常生活结合起来，这是我的策略。我不想尝试太多种类的运动，因为我的目标就是一直坚持下去。我每天都会锻炼，大脑的运动比身体的运动还要多。

运动促使我体内产生了内啡肽，让我的生命获得了真正的稳定感。

除了你提到的这些因素——认知行为疗法、互助小组、艾米和孩子们、适度的运动，还有什么别的因素帮助你保持良好状态吗?

我很注意自己的饮食。我真的觉得一个人吃下去的食物决定了他外在的模样。如果你吃了大量充满有害化学物质的加工食品，从长远来看，它们不会让你好过的，尽管你会觉得味道不错。我一直乐于学习营养学知识并和自己的生活结合起来，因为我知道这有助于让大脑内的化学物质保持正常。我平时尽量多吃水果，摄取大量蛋白质，减少对精糖和咖啡因的摄入。当然，目前我并没有取得多大的成功，但我的目标就是让自己不断进步，而不是达到完美。此外，我还让自己保持有规律的睡眠，这对维持良好的精神健康状态是必不可少的。

药物治疗对你重要吗?

一直到最近为止，药物治疗都是我生活中很重要的一部分。自从全心投入到互助小组、锻炼以及对睡眠和饮食的细心控制后，我就在内科医生的帮助下一点点摆脱了对药物的依赖。我现在依然有感觉不好的时候，但我已经能够正确认识这些刹那的感受，因为围绕在我身边的亲朋好友始终如一地存在于我的生命里。当那种不好的感觉突然控制自己的时候，我不再害怕会从地球边缘跌落。我会做几下深呼吸，然后按照自己的作息规律一如既往地生活，这能让我保持稳定。

我停止药物治疗已经有大约两年了，不过，也没有必要决定永远不服用药物。只不过现在我想测试一下，看看在不服药的情况下是否能够一直保持良好的状态。

精神病专家纳西尔·加梅（Nassir Ghaemi）在他 2012 年出版的《一等疯狂》（*A Frist-Rate Madness*）一书中说，在研究了约翰·肯尼迪的医疗档案后，他认为他具有情感高涨人格，这种人格往往和双相障碍有关。你觉得他或者家族中的其他成员可能患有双相障碍吗？

这些都是现代专业术语，把它们用在那些生活在完全不同的时空中的人物身上，未免牵强附会。确实，我叔叔有好几次都差点死于阿狄森氏病，他在战争中的经历、兄长约瑟夫（Joseph）和姐姐凯瑟琳（Kathleen）的死亡，这些对他而言都是灾难性事件。他遭受过的那些肉体和情感痛苦，带给了他一种不属于他那个年龄的深度和智慧。因此，尽管他曾是美国历史上最年轻的总统，但对当时正在寻找一位领路人的美国人而言，他所具备的深度和智慧自然让他成为最合适的人选。

加梅在他的书里得出结论称，那些战胜精神疾病或痛苦的人拥有更强烈的同情心、更有远见，所以他们是危急时刻最合适的领导人。这用来形容我叔叔当然最贴切不过了。他就是那个最合适的时代的最合适的总统。他的使命感驱使着他，使他成为那个时代最理想、最合适的总统。

我叔叔是第一个在国家电视台的演讲中将民权称为"道德问题"的总统。他说："我们中有谁愿意改变自己的肤色……愿意总是被怠慢却一直被要求忍耐？"这是对所有美国人发起的道义性呼吁，请求他们认真思考一下自己生活的这个国度，在这里依然有人因为其肤色连最基本的人权都被剥夺。我的心里燃烧着和叔叔同样的激情，想消除与精神疾病如影随形的那种羞耻感。有些人因为基因导致的大脑疾病而受到歧视。所以在这里，我不妨再次强调，精神疾病是大脑内的化学物质出了问题，并不是他们性格的问题。

我们应该借鉴一下我叔叔的策略，呼吁世人认真考虑一下，如果是自己、自己的父母手足患上这种疾病，你希望世界怎么对待你们？你还会觉得现状是可以接受的吗？我认为这是一个与我叔叔在 50 年前所提的问题类似的质问，也同样适用于精神疾病患者目前面对的令人辛酸的现实。我能够痊愈真的是上帝保佑，但能痊愈的部分原因必须归功于我投身的运动——当我不再孤军奋战，而是成为"我们"的一分子的时候——是这个运动让我得到了拯救。

在加梅的书中，他探讨了一些患有精神疾病的杰出领导人物，例如亚伯拉罕·林肯和温斯顿·丘吉尔。你认为一个公开承认患有精神疾病的领导人在今天能够登上政府的最高位置吗？

我认为现代社会的政治体系不会容许这种情况出现，因为政治人物过往生活的所有细节和行为都会被摆上台面供人仔细研究。可惜，这样一来我们都太容易被贴上标签分成三六九等了。在这个时代，一条新闻瞬间就能传遍世界，政治人物每天 24 小时都处于严密的监控之下，人与人之间的政治就是互相毁灭，如果犯了什么错误，想不成为头条新闻都是不可能的。在当今的政治模式下，你前面提到的那些领导人很可能会英雄无用武之地，在现代政坛根本无法杀出重围，尽管他们能力超群。

你和别人联合创立的"一心研究"组织的宗旨是什么？

"一心研究"是一个独立的非营利组织，我们的奋斗目标就是治愈脑部疾病，消除精神疾病和大脑受伤人士的羞耻感和世人对他们的歧视。叔叔当年那段宣布登月计划的著名演讲以及他当时对整个国家提出的挑战，对我有很大的激励作用。登月成功具有非同寻常的意义，我把它当作一个比喻，用来指代我们在对脑部工作原理的全新探索中所能取得的成就。

对人类而言，登陆月球曾经像一个遥不可及的梦想，尤其是在 1961 年的时候。在登月成功 50 周年纪念日，我想开始一个新的任务，那就是去探索、了解人类的脑神经星系是如何运作的。因为约翰·肯尼迪是一个勇敢无畏的伟大思想家，我认为，他的灵感与勇气在今天依然会产生奇效。与其仅仅在纪念日的时候回望那段辉煌的历史，感叹那是多么伟大的创举，还不如再次凝聚所有的力量，确立并达成我们曾认为永无可能的新目标。

作为肯尼迪家族的一员，很显然能给你带来很大的优势，但同时也是一种阻碍。总体来说，你认为这是一种福分还是负担？

当然是福分，不管从哪方面来看都是这样。生活就是生活，每个人都会面临各自的挑战。我对自己拥有的生活充满感恩，因为我认识到，如果没有那些生活经历，我就不是今天的自己了。我还认识到，在为他人服务和奉献的同时，我也摆脱了自我的限制，让生活变成了我从来不敢奢望的模样。

帕特里克是如何战胜抑郁症的？

- 参加"十二步骤"互助小组。
- 有一个思想成熟、可以依靠的妻子。
- 有来自家庭和朋友的支持。
- 就像人生导师弗兰克那样，力求活在当下。
- 每天都进行适度的运动，合理安排饮食。
- 保证充足的睡眠。
- 在精神健康运动中找到了生活的意义。

第三章

特丽莎·戈达德

电视脱口秀主持人

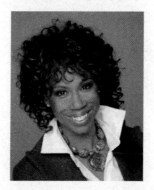

　　特丽莎·戈达德（Trisha Goddard），1957年出生于英格兰，母亲来自多米尼加，她是母亲所生四个女孩中的长女。一直到50多岁，特丽莎都以为母亲的白人丈夫就是自己的亲生父亲，后来却发现事实并非如此。全家一度迁往坦桑尼亚，后来又回到了英格兰。再后来，特丽莎作为一名飞行服务员被派往中东地区。就在那段时间，一名澳大利亚乘客开始不屈不挠地追求她，并成功地说服她搬到了澳大利亚，紧接着两人就步入了婚姻殿堂。

在澳大利亚，特丽莎经历了两次失败的婚姻、一次严重的抑郁发作，有一次还企图自杀，并受到了妹妹琳达（Linda）自杀事件的可怕打击。除了这些不幸遭遇外，她成为第一个主持黄金档新闻节目的黑人女主持，还主持了一档儿童电视节目，成立了自己的制作公司，并成为精神健康领域的政府顾问。后来，她终于找到了自己的真爱，有了幸福的第三次婚姻。

1998年，她受邀重返英国主持属于自己的节目：英国独立电视公司（ITV）旗下的一档屡获殊荣的节目《特丽莎·戈达德秀》（*Trisha Goddard show*），这个节目聚焦于两性关系、解决冲突及精神健康等问题。很多人称她为英国的奥普拉。2008年，她被诊断出患有乳腺癌，不过现在病情已大有好转。2012年，她应邀前往美国主持美国国家广播公司（NBC）旗下的《特丽莎·戈达德秀》。她一直和数家慈善机构合作，致力于减少精神疾病带给人们的羞耻感。她还创作了一本书：《特丽莎：不平凡的生活》（*Trisha: A Life Less Ordinary*）。

特丽莎，能不能说说在英格兰的一个混血家庭中长大是怎样的感受？

周围没有有色人种，所以，我的家庭是唯一一个有不同肤色的人家。当我还是一个小孩子的时候，并没有觉得有什么不对。后来我们去了东非，那里就像田园诗一般安宁质朴。周围的孩子来自世界各地，包括澳大利亚、新西兰、非洲等。在同一个教室里，这个角落可能坐着一个5岁的孩子，而另一个角落却坐着一个18岁的青年。

在年龄跨度那么大的学习环境中，你觉得自己得到了良好的教育吗？

是的。我们从5岁开始学习法语，还学了拉丁语。当我们返回英国时，我和妹妹的受教育水平超过了周围的同龄人。我们回到诺福克（Norfolk）待了大概3~6个月，那是一段令人感到毛骨悚然的经历。小孩子们像唱歌一样对着我喊"黑鬼、黑鬼"，每天我都会遭到类似的打击。一名教师对我说："你得学会适应、学会接受，因为我们这儿的人不想让你待在这里。"这是有生以来第一次，我感觉自己被狠狠地欺侮了。

当时你可以向谁倾诉这些事情吗，比如你的父母？

我告诉了母亲，她去找了学校理论，但没有用。后来，也就是1994年，当我被送到精神病院的时候，所有当初经历过的事情——我原以为自己已经忘记了——在那一刻都回来了，那时候我才认识到，那些发生在我身上的事情给自己造成的影响比我当初意识到的要深远得多。幸运的是，由于我的父亲是一名精神科护士，萨里（Surrey）的一家精神病院向他提供了一份工作。从诺福克搬到萨里，意味着从乡下搬到一个更加开明、富有的地区，而且这里到处都是飞行员。第一天上学的时候，我们走进教室看到的第一位老师是一名来自斯里兰卡的绅士，我记得当时自己非常惊讶和兴奋。后来，我进入了一所非常优秀的高中，是首批进入这所学校的黑人女孩之一。我很庆幸自己拥有聪明才智。我喜欢上学。

那是你第一次感觉在学校这样的环境中能交到好朋友吗？

我们一搬到萨里，我就结识了一些好朋友。我不是那种有一堆好朋友的小孩子。我不够讨人喜欢，所以不会和那些大众宠儿在一起；我也不是那么让人讨厌，所以也不会和讨厌鬼们做朋友；我也算不上豪爽大方，所以也没机会和那些豪爽大方的人结交。我总是觉得自己无法真正融入周围的环境。在家里我也有同样的感觉，因为我看起来和家人不一样。当我后来发现，那个我一直深信不疑地以为是父亲的人其实并非生父时，我才恍然明白当年为什么会有那样的感觉。

按照我的理解，你曾和那个以为是父亲的男人有过温暖亲近的关系，但是后来为什么疏远了？

在我很小的时候，他是我的英雄。但是当我们搬到东非时，那种疏离的感觉就产生了。等我们回到英国时，我非常高兴，因为我实在太喜欢高中生活了，不喜欢待在家里。我父亲过去常常掌掴我们，有时候比这还要严重得多。当他大发雷霆的时候，我就感觉自己必须想办法保护妹妹们。我们的父母都是精神科护士，都要上夜班，所以他们想在白天睡觉。如果妹妹们把他们当中的任何一个吵醒了，我永远是被惩罚的那一个。当然，我也总是把责任揽在自己身上。

我父亲总是叫我"臭流氓的孩子"。这种咒骂让我惊恐万分，而且他的语气还充满了攻击性。有一次，我母亲发现他正在毒打我，吓得尖叫起来："住手，住手，你会打死她的！"在这样的遭遇中，我学会了如何从痛苦中彻底抽离出来。当他对我痛下狠手的时候，我就让自己的意识前往别处。

现在当你回头看自己的童年时，感觉自己被爱过吗？

在 5 岁之前，我是被深深宠爱的。我常常将歌词"我想成为博比的女孩"改成"我想成为爸爸的女孩"。不过，让我和他疏远的东西，也正是拯救了我自己的东西，那就是我的聪明。我在小学结束时以很高的分数通过了 11 + 考试，所以一家很好的中学向我提供了住宿的地方。

在你的印象中，高中阶段最让你满意的是什么？

有一个欣赏我的非常了不起的老师。那时候我经常写一些诗，描述自己的感受和身边发生的一切，她是唯一一个我愿意与其分享这些诗的人。那些诗晦涩深奥，我的朋友们理解不了，但是她完全明白。在她的推荐下，我将自己的一些诗寄给了一个电台节目，这个节目是由艾伦·弗里曼（Alan

Freeman）主持的。在每一次节目中，他都会朗诵来自 3 名不同听众的诗歌。有一天，他说："我打算将今天的诗歌时间全部奉献给一位作者。"他在收音机里念了我的诗，后来我收到了一堆来自粉丝的邮件。那时我大约 14 岁。

那些诗描述的是什么呢？

所有的诗歌描写的都是死亡和丧失，这让人觉得很奇怪，因为在当时，我唯一知道的逝者就是我的外祖母——我母亲的母亲，她住在西印度群岛，可是我从来没有见过她。现在回想起来，当我潜心于创作那些诗歌的时候，显然正经历着我后来曾多次经历的抑郁发作，但是当时我并没有被贴上这样的标签。那时候我还有很多强迫行为，主要是以数字 4 为中心。我不能站在第 4 级台阶上，必须摸 4 遍水龙头。在 1971 年那个年代，几乎没有人知道什么是强迫症（OCD）。这种强迫并没有持续很长时间，我从来没有被正式诊断为患有强迫症，也没有为此接受过任何治疗。

除了你的诗歌反映了隐藏的抑郁症外，你还有什么别的症状吗，例如失眠？

哦，老天，我的睡眠啊。每天早上三点半，我就会想起什么事情，然后就开始围绕着这件事情不断思考、琢磨，反反复复，停不下来。我把这种情况称为"打滑"。不过，那个时候最困扰和折磨我的是强迫症。一件东西，如果我没有摸过 4 遍，就不让自己吃除了消化饼干以外的任何食物。我不认为自己有饮食障碍，也不喜欢"饮食障碍"这个术语。我认为这是一种"饮食烦恼"。

据说，如果一个女人的父亲或家庭充满暴力，她最终会陷入一段有虐待倾向的两性关系中。你认为原因是什么？

之所以会出现这样的情况，是因为我们从父母那里得到的信息是混乱而让人迷惑的——被关切是什么样的？被照顾意味着什么？我的父亲的确很努力地工作，供给我吃穿用度。在这一点上是毫无疑问的。不管是父亲还是母亲，他们都像低级士兵那样卖力地工作着，感谢他们从小就帮助我养成了良好的职业操守。但我同时也从他们那里得到了一个错误认知——被关切就包括承受暴力。如果暴力就是父母给予你的情感包裹的一部分，当你发现两性关系中也存在暴力时，你一点都不会觉得惊讶，而暴力仍旧会是这个两性情感包裹的一部分。还有一种可能就是，在这样的环境中长大的女人，对那些具有暴力倾向的男人有着特殊的吸引力。我意识到这一点是在一次接受治疗时——所有具有虐待倾向的人，不管是精神虐待还是肉体虐待，都冲着我大喊大叫。

你曾是一名海湾航空的飞行服务员，对那段经历你怎么看？听起来那似乎是一段"派对时光"。

我喜欢海湾航空。是的，那就是一段"派对时光"。我挣了不少钱，但同时工作得也很玩命，把假期都攒在一起去学习新闻课程。在中东，我度过了一段玩命工作、尽情享乐的时光。我喜欢在中东工作，也喜欢中东的人们。

那段时间你的精神状态如何？

有时候春风得意，有时候心情低落。那个时候还没有什么工人权利，如果我们体重超标，就会被列入"胖子名单"。如果有三次被列入"胖子名单"，就会被遣送回国，这意味着损失一大笔钱，而我当时正背负着沉重的抵押贷款。我的确被列入过"胖子名单"。那时我们经常在飞往曼谷的航班上服务，在曼谷可以买到那种快速减肥药。如果你有先天的抑郁症倾向，快速减肥是个非常糟糕的主意。就在那段时间，我和一个有暴力倾向的男朋友发展了一段关系——这一点也不奇怪。那时候我常常吸食兴奋剂，还服用了大量快速减肥药。我真的是捱过了一段相当疯狂和艰难的日子。

是什么让你最后决定离开海湾航空？

我后来已经很厌倦那里了，正好在飞机上遇到了一个澳大利亚男人——罗伯特·内斯代尔（Robert Nestdale）。当时的我正在寻找一个离开的机会，在罗伯特那里我看到了希望。后来我们结婚了。不要问我为什么。那是一个多么大的错误啊。

听起来他好像是一个很有控制欲的男人。

是的。总的来说，我嫁了一个自己根本不了解的男人。他有完全属于自己的日程安排。他是第一个告诉我关于他是同性恋的传言的人，但据他自己说，他不是。我们在一起的那段时间，我觉得自己快要疯了。他非常善于用假装关心我的方式向我的朋友套取我的信息。这段关系随着我的自杀行为结束了，这次自杀给我造成了严重的伤害，让我经历了很多次显微手术，直接导致了我对杜冷丁成瘾。后来我意识到，如果自己还想继续活着，就必须从这样的环境中走出去。我的一个朋友带我前往位于红树林山（Mangrove Mountain）的一处静修场所，那是悉尼北部的一个山区。我在那里待了一周。后来我离开了这个丈夫，几乎与此同时，我开始在特别广播服务公司（SBS）工作，那是澳大利亚的一家多元文化公共广播服务机构。

你对走进这段婚姻本来是持非常保留的态度的。是什么让你决定向前一步的？

这么说吧，他年纪比我大。我猜，自己当时肯定把他看成了一个踏实稳重的成年人。对我来说，想找出真正的原因很难。也许当时我需要一柄降落伞。他对我的追求很浪漫、很执着，这让我的虚荣心得到了满足。去澳大利亚旅游时——我很喜欢那里，我见到了他的一些很棒的朋友，其中的一些人到现在依然是我的朋友。但是，那个时候的我真的和现在很不一样，而且我很快就发现，我们并不合适。

这段婚姻维系了多长时间？

我们结婚的时候是 12 月，到次年 3 月或 4 月我就已经睡在另外一个卧室了，到 8 月的时候我就躺在医院里了。

你选择自杀是出于一瞬间的冲动呢，还是考虑过后认为这是唯一的出路？

我确实有一个很大的问题，就是控制不住自己的愤怒，因为我见过的暴力和攻击实在太多了。在那个时候我真的相信，如果手上的刀不是冲着自己，就一定会冲着罗伯特而去。愤怒快堆积成一座高楼了。事发之前我只喝了一杯或两杯酒，绝对不会喝得比这更多。由于心中的愤怒越积越多，然后就在突然之间爆发了。我觉得，在那电光火石的一瞬间，自己心里是清楚的，那把刀要不就是捅我自己，要不就是捅他。归根结底，我还是没法对他人做出这样的事，所以我冲着自己去了。而这样的事情，后来我通过治疗了解到，我对自己做了很多。从罗伯特身边离开一段时间后，我知道这段婚姻已经结束了，是时候开始新的生活了。

你是怎么遇到第二任丈夫的？

我和马克（Mark）是在特别广播服务公司认识的。他当时是一名磁带编辑。在我主持《七点半报道》（*7.30 Report*，一档时事新闻节目）时，我们两个开始约会。后来我就接到了妹妹琳达在英国自杀的消息。她的死亡在两个方面触动了我：一是想要个孩子，二是想在反对世人对精神疾病患者的偏见和歧视运动中做点贡献。我想站出来对着全世界喊出自己的观点，后来我也的确参与了精神健康运动。我也认真考虑了一下为什么想要个孩子。就像很多一直与死亡抗争的人一样，我也把创造一个新生命当成了重新开始自己生命的途径。

你是什么时候觉察到妹妹琳达患有精神分裂的？

在她大约 19 岁的时候（我比她大 4 岁）。那时我飞回伦敦的次数相当多，常常会接到我母亲的来信和电话，说琳达又失踪了或者又发作了。我另外一个妹妹也有过一次精神分裂发作。每当这个时候，我必须回家处理好这些事情。那时，我对精神疾病和精神分裂的理解有偏差，我也不知道自己常常经历的那些状况就是抑郁症。我以为那就是我本来的样子。

奇怪的是，尽管你的父母都是精神科护士，却仍然不能自然、公开地讨论琳达的病情。

确实如此。后来，当我主持澳大利亚"全国精神健康社区咨询集团"（National Community Advisory Group on Mental Health）时，我们发现最大的歧视其实来自精神领域的专业人士。如果你问精神健康专家，如果他们自己得了精神疾病会怎么做，很多人会说绝不会告诉自己的同事。这真的很讽刺。

在你为减少人们对精神疾病的歧视而做的工作中，包括哪些方面的内容？

我并没有一开始就计划要带来什么翻天覆地的改变。记者们肯定会问，为什么我要回英国待六个星期这么长的时间？一名宣传人员曾建议我不要说任何关于精神问题的内容——只说"疾病"就行了。后来当我被问起时，我就说妹妹曾经是一个多么优秀的女孩子，"她还会写诗呢，哦，对了，她还患有精神分裂"。我就这样回答人们的提问，没想到却获得了极大的支持。

想到妹妹曾经承受过的种种，我就不得不努力地疏导心中的愤怒、沮丧和失望，告诉自己其实我是可以做些什么的。后来，安妮·迪夫森（Anne Deveson）来找我，她是一名澳大利亚记者，同时也是一名精神健康运动的积极分子，后来她还成了澳大利亚全国精神健康社区咨询集团的主席——我自己也在那个职位上待了10年。

回顾一下你的第二段婚姻，最后你经历了一次严重的危机和精神崩溃，你的婚姻摇摇欲坠，女儿麦迪逊（Madison）也病得很重。那段时间对你来说，真的是坏事都赶在一起了，是这样吗？

和马克——就是我的第二任丈夫——一起管理我的制作公司是一件非常耗费心力的事情。我是那种一刻也停不下来的人，因为我一旦停下来，局面就会变得无法收拾。

那时我每晚只能睡3个小时。可是，谁又不是这么拼命工作的呢？我变得越来越忙、越来越忙。现在，当我在各大银行进行演讲时，我会以此为例向人们提出忠告。我会说："请不要对抑郁症的表现形式怀有刻板的印象。"对很多人而言，抑郁症就意味着头不梳、脸不洗，待在一个黑暗的角落什么也不做。事实上，在商业领域，抑郁症往往会表现为以非常快的节奏工作，风风火火地跑来跑去。

就在这样狂热的忙碌中，你发现自己的丈夫和公司的一名雇员有了私情。后来，你因为服药过量最终住进了北方诊所（Northside Clinic）。当你清醒过来，发现自己在精神病院的时候，你是怎么想的？

我想当时一定很愤怒吧。我从不问别人是否想自杀，这是个愚蠢而又令人恼火的问题。当时的我只是想让自己摆脱痛苦。我想让整个世界都安静下来，为了让这些纷扰停止，我什么都会做。如果当时你递给我一件什么东西，说它能让我的脑子关闭一分钟，我一定会毫不犹豫地接过来。我想让一切都灰飞烟灭。所以当我和别人谈话的时候，我会问："你就是想走出来或者逃出去，是吗？如果能够摆脱现在的感觉，你是不是愿意做任何事情？"如果他们的回答是肯定的，那通常可以解读为有自杀风险或者严重的冒险行为。

你得以康复的一部分原因是采用了放松疗法，能说一下你的感受吗？

放松疗法让我学会了沉默和静止。它让我知道，还有一种做事的方式就是"无为"，这种方式不会让人因为什么都没做而心生恐慌。我发现放松疗法是体能运动的一个重要补充。

你在运动方面受过很严格的训练，是这样吗？

我需要运动，因为运动可以帮助我保持情绪稳定。如果我的压力增大了，我就知道自己需要什么了——就像我接受过的任何药物治疗一样。不过，有一点必须要澄清一下，我并不是在健身房像个苦工一样锻炼——我选择的是户外运动。我一直都坚持认为，作为一个生物种群，人类的精神健康会随着我们和大自然的日渐隔膜而日益恶化。我们本来就不应该一直生活在人工照明、集中供暖或中央空调的环境下。我相信我们需要绿色，需要到户外去。反正这是我需要的。

你是怎么遇到第三任丈夫彼得（Peter）的？

我认识他是因为他在精神健康领域所做的工作。当我任全国精神健康社区咨询集团主席的时候，我们经常从精神病专家和精神健康领域的专业人士那里收到很多文章，有的文章写得就像天书一样晦涩难懂。但是，彼得的文章非常容易理解。他的观点是，医生和医疗体系应该根据病患的需要进行调整，这在当时是一个非常具有创新意义的想法。后来，他为制订澳大利亚国家精神健康标准而工作，而我是对他进行采访的决策讨论小组的成员，这也促成了他的任命和我们之间接下来的几次会面。

他身上最吸引你的是什么呢？

怎么说呢，虽然他很讨厌我这样讲，但一开始他这个人让我感兴趣的地方就是他对精神健康服务的热忱。坦白说，在那个时候，很多精神健康服务领域的人都产生了职业倦怠。这是两个心灵的碰撞，我们两个人都对精神健康服务充满热情，都想改变人们的思想。这就是吸引力最初的来源——两个人都是如此。每次听到有人说"我找不到伴侣"时，我就会告诉他们，去参加志愿者组织，对某一事物表现出一些热情。如果你碰到一个愿意为自己的信仰做出额外努力的人，相信我，他就是值得你携手一生的人。

你在自己的书里提到过，尽管彼得是你的第三任丈夫，但你却把这段婚姻看作唯一真正的婚姻。这意味着什么呢？

在经历了抑郁症、精神崩溃以及所有可能的精神疗法后，我知道不能再陷入那种自我毁灭的怪圈了。和彼得在一起，是我第一次进入一段可以获得帮助的关系——我需要的帮助都一一得到了，自己不会再被拖回过去那种毁灭性的生活模式中。在每一个层面上，这次婚姻带给我的感受都和从前截然不同，这就是为什么我总是说，这是我第一次真正的婚姻。

这对你精神状态的持续好转很重要吗？

非常重要。因为当时从事的工作，也因为和彼得的交往，我阅读了大量有关抑郁症的文章。我们常常受邀参加一些护理者和求助者的会议，向两方传递彼此的观点。彼得在我抑郁发作的时候总是在旁边关心和支持我，他说：

"坚持住。我可不认为自己是个护理者。"我想,很多人并不会因为被贴上"护理者"或"求助者"的标签,就会产生责任感或感觉自己被帮助了。

为什么你认为彼此都是对方的良配?

我们总是会开玩笑说,过去的我才不会对彼得感兴趣,他也不会对过去的我感兴趣。彼得不但不介意我是一个母亲,反而很高兴,对我勇敢地成为单身母亲的经历也非常认可。我们对积极的养育方法都很有兴趣。每一周甚至每一刻,我们都在不断改变教育孩子的方式。如果你想让下一代了解他们自己的精神健康状态,就必须把精力放在对孩子的教育上。

当你得到机会重返英国主持属于自己的电视节目时,你最想呈现给观众什么内容?

我从一个名叫《瓦内萨》(*Vanessa*)的节目组接手了全部工作人员,他们给了我一些她的录像让我好好研究。其中的一期是关于饮食障碍,瓦内萨正在和一个男人讨论厌食症的问题。她努力想通过唤起对方负罪感的方式来哄骗他吃东西。这简直让我惊呆了。

我非常坚定地告诉节目组人员我将来的节目会是什么样子。我说:"这些是我最感兴趣的东西。我不会因为任何人而毁掉自己在精神健康领域的资质。如果你们不喜欢,请现在就离开。"有一些人走了。我们对节目组工作人员进行了彻底的再教育。后来,彼得成了英国一家名叫"诺维奇精神"(Norwich Mind)的精神健康慈善机构的 CEO,我让他和他的职员们过来为我的团队和嘉宾做一些必要的精神健康知识培训,告诉他们需要注意哪些方面的问题。

节目播出的第一年,我们做了很多改动,招募的工作人员都是那种我称为有"人生故事"的人。我们的节目吸引的嘉宾都是真正经历过创伤的人,我们探索的都是深入表层以下的心理问题。作为一名新闻工作者,我知道街头小报式的标题能吸引观众。当我在澳大利亚从事精神健康工作时，我就经常这样说："把标题起得越吸引人越好，当你成功地把人吸引过来看你的节目时，就可以不动声色地将主题切换到精神健康问题上。"这是关于推广策略和目标人群定位的问题。

我们确实是这么做的。数年之内，大量调查显示，很多人都从我们的节目中了解到了诸多关于性安全、两性关系以及精神健康的知识。能够在年轻人甚至都没意识到的情况下对其起到教育作用，对我们来说就是最大的回报了。

在这 12 年里，你觉得自己做的最重要的事情是什么？

唤起人们对精神健康问题的严肃思考。你不可能强行把这些东西塞进他们的喉咙里，只能像打点滴一样一滴滴地输入他们体内。你只能尽量以最常态、最自然的方式向他们介绍这些内容。我从各种逸闻趣事中得知，我们的节目引起了很多讨论，这说明我们的工作是富有成效的。

你在 2008 年被确诊为患有乳腺癌，最早引起你警觉的是一个肿块吗？

不是。大致过程是这样的：为了保持身体健康，我每天都会进行越野长跑。在跑步的过程中我摔过好多次，每次都摔得很重——因为一路上要穿过树林和其他原生态地区。我的腿受过伤，膝盖受过伤，脚趾也被磕破了很多次，所以我一直在做理疗。但是我一直坚持跑步，没把这些小伤放在心上。所以，我的身体治疗师让我去做一下 X 光检查。仅仅是出于礼貌，他们问我是否为乳房做过 X 光检查，上一次做是什么时候。可是我想不起来了，他们就帮我查了查，然后告诉我应该再做一次。

乳腺癌的诊断结果给你带来了什么影响？

我记不太清楚了，因为那个时候我已经顾不上注意周围的世界了。我哭了大约 3 秒钟，然后就想，该死的，接下来还有什么？真的很难。我不知道自己是怎么熬过来的，我想那是我的头脑干的很多了不起的事情中的一件。如果需要对我的精神健康状态进行一次考试的话，那么乳腺癌就是了，我出色地通过了考试。这个时候，你的生命是以分钟计、以小时计、以日计的。我想：上帝啊，我注意饮食，不吸烟，不喝太多酒，可是为什么还会得这种病！人们总是想为所有事情都找一个原因。不过我后来想，好吧，总得有人成为统计数字吧。既然你已经是抑郁症患者统计数字中的一个，没理由就不能成为乳腺癌患者统计数字中的一个吧？当然也有很多惊惧、恐慌的时刻，所以安眠药成了我的朋友。

你说身患癌症的日子是对你精神健康状态的一次考试。你认为是什么让你保持了常态？

抑郁症比癌症孤立无援多了，也可怕得多。这并不是说患有抑郁症就能够减少人们对死亡的恐惧什么的，但是我有很好的家庭结构。在过去我必须面对很多精神包袱，但现在当我被确诊为癌症时，这些包袱并不存在。在家里，我有彼得和女儿们——我认为这是我第一个真正的家。我从病床上起来，站在我的工作人员面前，跟他们说："你们都很体贴，所有人都来问我感觉怎么样了，你们可是有 80 个人啊。如果你们再继续这么问下去，我一定会忍不住掐死一两个。"他们都笑了，然后我说："看看，如果我能工作，就证明我还好着呢。你们能做的最好的事情，就是像平常一样对我，这样我也会感觉更正常。"

你是什么时候、怎么发现那个你认为是父亲的男人其实并不是你的生父的？

我母亲于 2004 年去世，过了很久他才告诉彼得这个秘密，当然彼得告诉了我。我还做了一份 DNA 测试报告，想看看我的基因组成是什么。报告显示，他是我父亲的可能性非常小。这是我一辈子都在怀疑的事情，当我最终发现真相的那一刻，感觉就像一幅上千片的拼图终于正确地拼到一起了。

你有自己的亲身经历，而且你和彼得结婚已经 17 年了，一定了解他的想法。你也就精神健康问题采访过好几千人。你认为什么方法对保持精神健康最有效？

出发点就是，你必须意识到自己有一种健康的精神状态，并且可以通过注意饮食、适度运动、不过量饮酒等方式来保持这种健康状态。一定不要持续地透支自己，就像一根蜡烛，如果两头都不停地燃烧，能维持多久呢？这种持续消耗的最极端结果，就是精神疾病。这没有什么让人害怕的。就像饮食一样，如果你吃了太多不该吃的东西，就会变得肥胖。但这并不意味着你必须对肥胖充满恐惧，只不过提醒你应该警觉某些行为的后果而已。

告诉别人你有问题，这没有什么好羞耻的。在你向别人解释自己的困境时，羞耻感可能会维持 30 秒钟。老话说得好，"一针及时省九针"，这用在身体健康和精神健康上都很合适。

关于如何让孩子们保持健康的精神状态，你对那些新手父母有什么忠告吗？

如果你已为人父母，那么在让下一代保持精神健康这一点上，你绝对拥有巨大的力量。只是对他们所做的任何一件事都大加赞扬是不够的，还要避免指责、辱骂孩子，不要对他们恃强凌弱。你最好和自己的伴侣或朋友多交流。我对如何养育孩子非常痴迷，参加了很多"妈咪宝贝"团体。当你遇到困难的时候，他们会让你知道，你并不是唯一一个遇到这种问题的人，这会给你很大的力量。很多女性在做母亲的时候都自视过高，认为假如自己向别人寻求帮助就说明有什么地方不对劲。我想对她们说："求助没什么丢人的。如果你在问题的萌芽阶段就马上处理，遇到大问题的可能性就会少很多。"

谢谢你，特丽莎。能够了解你走过的道路，了解你是如何将自己的经验应用到更广阔的天地，真是太棒了。

每当人们认出我是谁的时候，我还是很吃惊。现在我的家庭生活非常好，这让我感觉很安全。

特丽莎是如何战胜抑郁症的？

- 有浪漫而稳定的爱情，有一个让她感觉踏实、安全的家庭。
- 了解自己，不要一心想着取悦他人。
- 进行有规律的运动，注意身体健康。
- 多和大自然接触。
- 学会如何放松。
- 发现不对就尽早寻求帮助。
- 分享自己的故事，帮助其他人。
- 为那些无法为自己发声的人发声。

第四章

阿拉斯泰尔·坎贝尔

英国前首相布莱尔的首席顾问

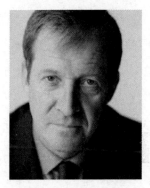

当阿拉斯泰尔·坎贝尔（Alastair Campbell）由于过度饮酒和没完没了的沉重工作而精神崩溃的时候，他还是一名年轻的记者，当时正被派驻苏格兰。由于出现了精神错乱的症状，那一次他不得不入院治疗。他痛下决心戒了酒，以相当快的速度恢复正常并重返新闻业。后来他为英国反对党领袖托尼·布莱尔工作，一开始的职位是新闻秘书，后来成为官方发言人，最后，当布莱尔当上英国首相后，他一跃成为布莱尔政府的信息与策略主管。

外界普遍认为，阿拉斯泰尔为布莱尔的工党最终赢得传统保守的英国媒体业的支持立下了汗马功劳，很多人都认为媒体业的支持是布莱尔第一次选举取得胜利的决定性因素。阿拉斯泰尔在英国政府内拥有非同寻常的影响力，在他为在野党工作的 1994—1997 年、为政府工作的 1997—2003 年这段时间内，英国发布的大部分政策和信息都出自他的手笔。

在英美两国的关系上，阿拉斯泰尔也是一个关键性的人物。美国总统比尔·克林顿曾给他写过一张带有玩笑性质的便条，说自己已经得到布莱尔的同意，让他和自己的新闻秘书交换位置。乔治·布什总统赞助他去参加伦敦马拉松，支持他为白血病研究筹集经费，阿拉斯泰尔的一个好朋友就是被这种疾病夺去了生命。在英国政府同意和美国一起参加伊拉克战争这个决策中，阿拉斯泰尔也起到了举足轻重的作用。

在为布莱尔工作期间，阿拉斯泰尔写下了一部非常详尽全面的日记，后来他据此出版了《布莱尔时代》（*The Blair Years*）一书，在《星期天泰晤士报》列出的最佳畅销书名单中高居榜首。至于他在政府中所扮演的角色，电影《女王与特殊关系》（*The Queen and The Special Relationship*）对此有非常精彩的刻画和描述。在那段看起来意气风发的日子里，阿拉斯泰尔其实一直在和抑郁症抗争，但是，直到离开在政府中担任的全职工作后，他才开始寻求精神科医生的专业帮助。现在他是一位演说家，也是媒体评论员，生活得很充实。不过他说自己感觉最有回报、最有成就感的工作，就是为打破世人对精神疾病的歧视和偏见所做的一切。他和自己的伴侣菲奥娜·米勒（Fiona Millar）一起生活，他们有三个已经成年的子女。他喜欢户外运动，是"伯恩利足球俱乐部"（Burnley Football Club）的一名热心支持者。

阿拉斯泰尔，能说说你童年时期最美好的回忆是什么吗？

我头脑中第一时间浮现出来的是我的学校——我一直喜欢上学，还有环绕着学校周围的乡村。我也喜欢骑自行车、在田野里奔跑，不过最难忘的还是足球。

童年时期给你留下最深刻印象的是什么？

大部分都和足球有关。我过去常常和爸爸一起去参加比赛。对于足球我总是有一种很期待的感觉，觉得和足球有关的一切都很享受。这已经变成了我的一种习惯。我对学校生活也有很多美好的回忆，我还记得当初学习写字的场景，记得第一次完全理解写字是怎么一回事的时候心里的感觉，当时大约四岁或五岁。

你现在还和那时候的朋友联系吗？

只有一个，是一个叫约翰·贝利（John Bailey）的家伙。他来自和我完全不同的阶层。我爸爸是一名兽医，我们生活在一个漂亮的大房子里。相比之下，约翰属于工人阶级。我现在很少回到那个地方了，因为再也没有家人住在那里了，不过我倒是一直和他保持着联系。

在那段时间，你遇到过什么困难吗？

就是很常见的那种手足之间的不和吧。有一次我哥哥唐纳德（Donald）在后面追我，我关门的时候用力过猛撞到了他。那是一扇玻璃门，他的一只胳膊从碎玻璃缝里伸出来，当时那种情形太可怕了。他的手腕被玻璃碎片划了一道深深的口子，差不多有 3 厘米深，已经伤到了主动脉。在我小时候，全身上下总是布满大大小小、新旧不一的刮伤和擦伤。我们对面那户人家有一个很大的玻璃房顶的车库，后来我想出了一个疯狂的主意，爬到了那个玻璃房顶上面，结果踩破了玻璃摔了下去。不过除了这类事情之外，也没有什么特别让人难受的事情。

在学校里，我总想成为最优秀的学生，我很看重这个。从很小的时候开始，我是就一个非常有上进心的人。

在我大约 10 岁的时候，我爸爸发生了一次很严重的事故，在医院里待了很长时间。那时候他正在给一群小猪接种疫苗，结果被母猪攻击了。那头母猪本来应该被锁起来的，但不知为什么跑了出来，把我爸爸狠狠地顶在了墙上。有很长一段时间他的状态都非常不好，最后他放弃了自己执业的兽医诊所，选择了一份农业部的闲职，这样生活会安逸和平静一些。我 11 岁的时候，他又搬到了莱斯特（Leicester）。

你认为高中生活如何？

每次快到期中考试的时候就会变得很怪异，我记得当时自己感觉非常不舒服。体育运动还是很重要的，我一直保持着很大的活动量。因为玩橄榄球，我断过两次腿，胳膊骨折过一次。大部分假期我都是在苏格兰度过的。那时候我常常在学校里围着伯恩利大围巾招摇过市，我的老师经常试图说服我把它取下来。但这是我对自己的北方生活习惯的尊重和保留，不会那么轻易放弃的，所以我从来不解围巾。不过我的学习一直都很努力。

然后你就去了剑桥？

是的。离开家对我来说不是问题，但我不喜欢剑桥。我对所有与阶级观念有关的东西都不喜欢。尽管我爸爸曾是一名兽医，我们家也算得上中产阶级，但我觉得自己和剑桥的大部分人都没有什么共同语言。我不太喜欢所谓的上流社会以及那些受过私家教育的人。我从来就没有喜欢过私立学校。坦白说，我想那个时候正处于叛逆期吧。也许当初我应该休学一年，我觉得自己刚到剑桥的时候非常不成熟。

那段时间你的情绪怎么样？

我在莱斯特的一家酒馆打工，对一个十几岁的孩子来说，我那个时候喝得实在是太多了。在剑桥的时候，我就觉察到了自己饮酒过度的问题。我不记得当初有过孤独寂寞的感受，但经常会有一种被孤立的感觉，而在酒精里我能找到安慰。我知道自己喝得有点多，对健康不利，但总觉得不痛快喝酒就不是自己了。和我一起喝酒的狐朋狗友们是我生活中很重要的一部分。有时候我也意识到这种喝法有问题，会让我干出一些蠢事来。我会和人打架，干一些疯狂的勾当。因为打架和乱扔东西，我和学校当局闹了很多不愉快，当时已经完全失去自制力了。不过，确实是别人先惹火了我，但我的反应肯定也过度了。

你一直都很热爱写作吗？

是的，在成长的过程中我一直没停止写东西。我过去常常写歌词和诗，甚至还写过绘声绘色的色情小说。

你是怎么想起来给《阁楼论坛》（*Penthouse Forum*）写小说的？

我真的说不清楚。我就是写本小说而已。在写作过程中我有时会问自己："你从哪里得到的这些想法？"天知道。它们就像自己跑进我的脑子里一样。太诡异了。

你曾经为此沾沾自喜吗？

哦，你说得太对了。当我第一次把小说卖给《阁楼论坛》时，编辑说："这些内容太生猛鲜活了，而且还是以第一人称写的。你确定不需要用化名吗？"我说："想都不用想。"事实上她后来还说："如果有一天你成了名人，别人用这些来让你难堪怎么办？"我说自己根本就不担心这些。当然，当我真的成为大名鼎鼎的人物时，写下的这些内容确实被人不断地提及。

从剑桥毕业面临职业选择的时候，你觉得容易吗？

一点也不容易。那个时候我对自己想做什么毫无头绪。我去了一家工厂，靠微薄的薪水勉强度日，又回到了那种醉生梦死的生活状态。后来我去应聘《每日镜报》（*Daily Mirror*）的一个实习职位。那个职位的角逐真的是非常惨烈，感谢上帝我居然成功了。我大约经历了 10 次来自不同人士的面试。我还记得其中的一个家伙，名叫克里斯·沃德（Chris Ward），面试的时候，他桌子上就放着一本我为《阁楼论坛》写的色情小说。我心想，哦，上帝啊！然后就拿这本书开了个很大的玩笑。

在你刚进入新闻行业的时候，你认为这是适合自己的职业吗？

是的。后来成为我伴侣的菲奥娜，当时也在《每日镜报》得到了一个实习职位。菲奥娜和我很快就在一起了，我真的很喜欢做一名新闻人。我过去经常说服自己相信，在酒吧喝几杯也是工作的一部分。

新闻工作的哪个方面最能点燃你的激情呢？

这个职业让我意识到自己是一个很好的写手。我写东西向来都很快，我喜欢生活充满多样性和多变性，喜欢每个人背后属于他们自己的故事。我当时生活的地方叫塔维斯托克（Tavistock），总人口才 8000 人，而我们必须让一份周报内容充实，这就意味着，作为一名记者，你必须采访很多人。在两年时间内，菲奥娜和我都在伦敦新闻界崭露头角，在国家级报纸拥有了一席之地。

做新闻人时，你认为哪些经历最精彩？

菲奥娜和我采访的第一个大新闻就是彭利救生艇灾难（Penlee lifeboat disaster）。如果你不是生活在一个主要城市，这样的大新闻是很难遇到的。这确实是件大事——当时对全世界来说都是一个大新闻。那段时间，在酒吧喝酒的时候，有人会告诉我一些消息，然后我就把这些消息卖给国家报纸。我还写过一篇追踪足球流氓网的稿子，还去过埃塞俄比亚报道非洲的饥荒。

这些事件让你感觉到压力了吗？

是的。那时候我经常喝酒，似乎是文化生活的一部分。当时我很年轻，身体也好，并没有感觉到自己有压力，但压力肯定存在。

我了解到，在 1986 年你追踪报道反对党工党领袖尼尔·金诺克（Neil Kinnock）时，一路跟随他去了苏格兰，并承受了很大的压力。是这样吗？

是的。事实上，和尼尔在苏格兰的那段时间，我经历了一次彻底的精神崩溃。发作的前一天我喝了很多酒，一直超负荷运转，能感觉到自己的思维已经不受控制了，后来幻听出现了，耳边总是环绕着各种噪音和音乐声。这时候，出于对我本人安全的考虑，我被控制起来了。后来他们让我离开工作，接下来我就被送到了医院。那段经历可以说是我人生的最低谷。

那次精神崩溃对我来说具有重要的意义，因为它让我看到了自己的脆弱和生命的无常。那种滋味非常不好受。我知道这很荒谬——但我真的很严肃地相信自己就要死了。我正在接受来自未知力量的考核——未知力量是人还是别的什么，我不知道——然后我的考核失败了，惩罚就是死亡马上来临。这种想法在我心里激起了更大的恐慌，让我变得更加疯狂，也让我更加确定死亡已经近在咫尺。

发作之前你感觉到危险逼近了吗？

感觉到了。有很长一段时间，我都能感觉到它的步步逼近。但是警告我的人越多，我的逆反心理就越严重。

你当时有没有感觉到自己的焦虑或混乱水平在不断增加？

其实，我当时觉得自己是个超人——似乎无所不能。但同时，我也感觉到自己的神经正在变得越来越紧绷，记忆力越来越差。我记得当时总是丢失钱包、夹克以及诸如此类的东西。周围的人也觉得我越来越古怪。相比在新闻行业取得的成功，我显得太年轻了。28 岁的时候我就被升为主管，手底下有一堆人听我指挥。我想人们一定在想：这个家伙估计是某种创作天才，要不就是个无可救药的疯子。当然，在当时我可能两者兼具，因为我有非凡的创造力，工作干得非常出色。但是我走得太远了，对于我后来的失控，我想这是不可避免的，尤其是考虑到我的饮酒量如此之大。

那段时间你的睡眠如何？

很糟糕。我每天都工作到很晚，上床的时候真的已经非常晚了，可是第二天很早我就起来径直去上班了。

为了你的安全，人们把你抓了起来，你怨恨他们吗？

没有，事实上我完全能够接受。我能感觉到自己越来越失控了，觉得周围正在发生的一切都是针对我的，这让我非常惊慌和警惕。我认为自己正在经历一次生存测试。发作的时候，我正在汉密尔顿市政大楼的前厅，突然开始把口袋里的东西全掏出来扔在地上，然后又去清空自己的背包。这时候有个人过来问我："你还好吧？"我说："不，我觉得一点也不好。"然后他说："也许你该跟我们走一趟。"我同意了。说实在的，我当时甚至不知道他们是谁，但是有人插手进来让我觉得如释重负。到了警察局以后，我脱光了自己的衣服，到处乱跑乱敲，在墙壁上四处摸索，还在墙上乱写乱画。

这次发作有精神病性的因素吗？

唉，是的，有很多。我听到各种声音和音乐，听到很多人在唱歌，在互相争吵，还听到了关于各种题材的对话。有那么一刻，我的各种思绪就像在脑子里比赛一样，如同万马奔腾。脑子里装满了各种各样的声音——音乐、风笛、铜管乐队、摇滚乐队，所有的一切交织在一起，彼此之间疯狂冲突。当我站在电梯旁边时，一有人路过，我就认为他们是在向我传递信息，不管他们有没有说话。

然后你就去了罗斯霍尔医院（Ross Hall Hospital）。你当时才 28 岁，风华正茂、春风得意，突然之间就沦落到了精神病院。那是一种什么样的感觉？

我感到一种解脱。在那里我写了很多东西，包括很多从未寄出去的信件。我尝试着将自己的经历合理化。在精神错乱达到顶峰时，我深信不疑地认为电视里的人正在对我讲话。那是一段让我感到毛骨悚然的时光。我知道这种想法很荒谬、很不合理，但我就是觉得自己快要死了。我还以为自己的职业生涯要就此结束了，但事实上并没有，因为我的老上级又把我召回去了。

菲奥娜观察到有哪些行为导致了你的崩溃？

她曾经说："冷静点，别喝那么多酒，别那么玩命工作了。你正在变得越来越不可理喻，快控制不住自己了。"她越是这样说，我就表现得越过分。我不断地对自己说：你没事的，他们根本就不知道自己在说些什么。

你的诊断结果是什么，医生推荐的治疗方案又是什么？

医生认为我是由于大量饮酒和劳累过度引起的精神崩溃。他建议我停止饮酒3个月，但最后我戒了13年的酒。离开医院后我去了西南部，和一个朋友待在一起。当时我不想回伦敦，想安静地待在某个地方。我虽然只在那里待了几天，我的朋友却说我说话像着魔似的。尽管我已经服用了镇静剂，但精神病性症状还是真实地表现了出来。

可是你很快就重返工作岗位了？

是的，几个星期之后我就回去工作了。戒酒的决定对我来说是一件大事。我还决定让自己的政治观点更加明确化。我曾经说服自己：我就是一个无党派的新闻人。但事实上我不是。我一直很热衷政治。此外，我还发现离开的这段时间给我带来的影响比我预想得还要重大。所以我做了一些改变，但还是一个工作狂。我还专门制作了一部BBC纪录片，讲述这段精神崩溃的经历，片名叫《失控》(*Cracking Up*)。

据我所知，对那些有酗酒问题的人而言，如果造成他们酗酒的是一种文化氛围，戒酒后再回到和从前完全一样的环境中是一个极大的挑战。

我当时的决心很大。那个时候回去的确挺难的，因为在编辑部里大家都喝酒，每个人回家时几乎都是醉醺醺的。我们常常让一个家伙在下午的时候用手推车推一车酒过来，在主管们的"小型酒吧"里放满美酒。当小推车经过的时候，大伙儿总是会悄悄地顺手拿一瓶啤酒或威士忌，这就是我所处的文化氛围。庆幸的是，我没有被引诱。

即便熬过了压力巨大的一天，你也很坚决地不碰任何酒精？

是的。我真的坚持得很好。我觉得这样做时很有成就感，我为此而自豪。

你后来开始从政，是什么让你做了这个决定？

环境和机会使然吧。托尼·布莱尔让我去帮他。如果没有这个机会，我是否也会以别的方式走上这条道路呢？可能吧，但是我并没有很积极主动地想过这个问题。

你当时已经做好准备了吗？你是否完全理解这条路意味着什么？

是的，答案是肯定的。我用了一个月的时间去仔细考虑是否要走这条道路，不过在内心深处，我知道自己会选择这样做的。我真的很享受身在胜利者阵营的感觉。大部分时间我们都牢牢地掌控着大局，让形势一步步按照我们的计划发展，这种改变确实让人心情愉悦。但是，当你身处一个高层次的政治环境中时，面对的是很艰巨的任务，需要付出全部的心力。

在那样狂热的工作节奏中，你的心境如何？

起伏非常大，不过我大部分时候都如此，已习惯了。睡眠还算可以，当然部分原因是因为实在太疲惫了。在那种工作氛围下，肯定会让人肾上腺素飙升。我经常跑步，身体比以往任何时候都更匀称健美。大多数时候，我都觉得自己正好找到了用武之地。很快，我就在工作中建立了自己的威信。大部分政治人物和媒体都对我的能力怀有某种尊敬，即使是那些不喜欢我的媒体也是如此。我几乎是玩命地工作，而在家里就没有那么顺利了，因为菲奥娜认为我把工作放在了家庭前面——在那种环境下，通常你确实只能这样做。

你曾经被正式确诊为患有抑郁症吗？

那时候没有，不过后来确诊了。总的来说，我对这样的诊断结果很抗拒，并极力否认。一直以来，我都很警觉地不让自己处于低谷期，不要喝太多的酒。当我最终离开政治领域那种枯燥繁重的工作后，就经历了一次相当严重的精神崩溃。一个朋友对我说：你真的应该找医生看看了。然后给我推荐了一个医生。这位医生告诉我："你有很典型的抑郁症，可能会伴随你终生。你不能让病情这样发展下去了。"我接受了这位医生的治疗，而且持续了很长一段时间，后来我还根据这段经历写了一部小说《万事由心生》(All in the Mind)，里面包含了大量的抑郁症内容。我一直都在用写作的方式记录自己所经历的一切。如果你读过我的日记，你就会发现，我经常问自己是否抑郁了。

那后来医生让你接受药物治疗了吗？

后来接受了。在过去两年内，我断断续续地吃了好几种不同的抗抑郁药。几个月之前我还经历了一次严重的发作，已经服用抗抑郁药一段时间了。现在我正在逐渐减少服药量。

对你而言，处于抑郁期是怎样的情形？

我不像以前那样愿意和别人联系了，对社会的厌倦几乎达到了与世隔绝的程度——不接电话，就算是朋友打来的也不接，没心情打开邮件。对于那些我每天例行要进行的高强度身体运动，我发现自己也提不起热情，精力也达不到了，当然，我知道这些运动对维持自己的精神健康状态至关重要。我对周围世界的好奇心和兴趣——更别说尝试新鲜事物的欲望了——消失了，随着我变得越来越孤立和自闭，对他人的大方和善意也减少了。

现在你对抑郁症持什么看法呢？

我不会感谢自己得了抑郁症，更不希望任何人摊上它。这是一种可怕的疾病，对于这种病我们的了解还远远不够。被这种疾病缠上时，我能给出的最贴切的描述就是：它让人感觉求生不能、求死不得。不过有一点我还是觉得很满意，那就是我已经懂得怎么去适应它。我已经接受了那个有病的自己，承认它是自己的一部分；在逃避真相、自欺欺人地生活了这么多年之后，我终于得到了应该接受的帮助，这些都让我感到高兴。我可能一辈子都克服不了对吃药的抗拒心理，但幸运的是，我遇到了自己信任并愿意听从的医生，这位医生对我说："如果你短期内暂时服用少量的药物，可能是个明智的选择。"

现在是什么让你的状态变得这么好？你保持健康的基础是什么？

我依然会有严重发作的时候，但是有一些具体的事物对我很有帮助：家庭、健身、保持忙碌，做一些让自己感兴趣并全心投入的事情，做一些真正有意义的事情，强迫自己出门见人。此外，阅读一些我不太了解的内容，做一些从来没做过的事情，也会起到立竿见影的效果。比如说，我现在参加了很多活动，这些活动的目的就是帮助世人减少对精神疾病的歧视。在我做过的所有事情中，这件事情可能是最不挣钱的了，但是它给我带来的成就感是最大的。

为什么你会这样认为呢？

我想，很多从政的人内心都会感受到那种自我与奉献的冲突。我一直都在这种冲突中挣扎。举个例子，我在 2003 年离开了政府部门，却又在大选的时候回去了，一开始是帮助托尼·布莱尔，后来又帮助戈登·布朗。这对我来说并非易事，但是一旦决定去做一件事，我就会尽力去做好。我感觉到有一种责任感在使劲地拉扯着我。现在的情形和当初类似，因为有很多人要求我站出来做一名候选人，大部分的我是想去的，但另一小部分的我想多考虑一下自己。参加精神健康运动让我有了一种目标感，它可以将自己本来不好的经历变成有用的东西，变成一种机会。

当我感觉到一种朝着目标前进的动力，就像我在为工党和工党政府工作时所感受到的动力一样，我就觉得自己的选择是对的。我不喜欢保守党人士对英国所干的事情，而我自己身处一个能够做一些事情来影响他们的位置，这种感觉真是好极了。总是有人问我，我对自己所做的工作是否满意。很多时候，答案是否定的，但我还是很高兴自己去做了。

从某个层面上说，精神崩溃是发生在我身上的最糟糕的事情之一，但同时也是我人生中最不同寻常的经历之一。正是这段经历促使我去写小说，更深入地理解一些问题并积极地参与，希望能够帮助一些人，并改变更多人对精神疾病的态度。所以，尽管精神出现问题不是什么好事，但也让我有所获益。像这种存在于自我与奉献之间的心理冲突将会一直伴随着我。当我和医生讨论自己的抑郁症时，他似乎认为这种冲突正是疾病的来源——你想得到自由，想去做自己想做的事情，把自己放在第一位，但同时你又真切地感受到那种让你不要这么做的压力。

历史上有几个非常成功的政治领袖都有精神疾病，如亚伯拉罕·林肯和温斯顿·丘吉尔。在目前的政治体系下，如果一个政治人物患有某种精神疾病，你认为他还能赢得最高的职位吗？

我认为会非常难——比从前难多了。在下议院曾有一次非常激烈的辩论，原因就是有四位议员说出了他们一直在和抑郁症抗争的事实，不过得到了很好的接纳与包容。

林肯通常都被描述为美国有史以来最伟大的总统。丘吉尔也被认为是英国有史以来最杰出的首相。但是，如果放在今天这种 24 小时新闻都在滚动播报的环境中，尽管丘吉尔的才能是有目共睹的，我也不认为媒体和公众能够容忍他很多时候睡到下午两点都不起床的行为。我可以想象到一名记者站在唐宁街 10 号的街道上进行现场直播的场景："我们听说首相依然没有起床。

下面让我们先来看看天气情况，然后我们再回来看看他是否从床上下来了。"

林肯的精神忧郁症发作起来真的非常严重。我认为，现代的政治领导人的工作负担之所以越来越大，与网络及毫不留情的媒体脱不了干系。这非常不人道，甚至不可原谅。如果林肯处在现在这种环境下，我想他一定会很难熬。

当然，我知道自己无法和林肯或丘吉尔相提并论。不过，尽管我也遭到了一些来自媒体的不公平对待，但他们对我罹患抑郁症这件事情的报道还算厚道。

如果要我把人生中所遇到的好事和坏事——列举出来，我要列出来的好事之一就是，我一直没有隐瞒自己有精神问题这个事实，而这种做法让我得到了很多积极正面的回应。每天都会有人拦住我，告诉我他们有兄弟、姐妹、父亲或母亲正在和某种精神健康问题抗争着，或者他们本人正受着这样的折磨。他们还告诉我，有一个像我这样身居高位的人勇敢地站出来公开讨论这个问题，对他们是一种多么大的鼓舞和帮助。

我认为，如果一个人经历了艰难困苦的时光，他将会拥有更强大的共情能力。我从自己精神崩溃的经历中学到了很多，当我在考虑自己的感受和别人的感受时，它给了我一个更好的衡量标准。所以，当我面临着一个危机关头时，我首先要做的事情之一就是问自己：这真的是一个危机吗？对我而言，危机关头就是已经濒临某种绝境了；对一个政府而言，危机关头就是即将下台了；对一个国家而言，危机关头就是经济崩溃或者处于战争边缘。每次遇到危机的时候，从精神崩溃这段经历中获得的感悟都会帮助我这样对人们说："看吧，这事的确很糟糕，但对于耶稣基督来说根本就不算什么。让我们坚持做自己该做的事，不必过于担心，因为耶稣自有主张。"我认为，那些曾承受、忍耐过艰难时刻的人——不管是精神疾病，还是心灵创伤，抑或是身体疾病——具备更好的抗打击能力。

如果能回到过去给 18 岁的自己一个忠告，你会说什么？

不要喝那么多。父亲把我送到大学校园时，送给我一句莎士比亚的话："忠于自我。"这句话我也会原封不动地送给我的三个子女。他们在学校里没有学过这句话，想真正理解这句话的含义并非易事，但是生活最终会教会他们如何去领悟。我可能会劝告当初的自己，对那些和我持不同意见或来自不同世界的人多一分忍耐。不过话又说回来，我之所以能够取得今日的成就，部分原因就是：我是一个充满控制欲的怪胎。在那个时候、那种工作性质下，那样做是必要的。

当我回想自己经历过的真正的大事件时，对很多人和事都充满了感激，首先是菲奥娜——我们已经在一起共同生活了 33 年，而且很有希望再共度更漫长的时光。然后是我的孩子们、我的父母、我的足球，以及我拥有的那些让我热血澎湃的不寻常的人生经历。从某种程度上说，我能够拥有这些不寻常的经历是因为我总是敢于冒险，愿意去做那些大部分人都不会去做的事情。年少时我就觉得自己与众不同，经常做一些离经叛道的事情。有一次——那时我还是一名生活在莱斯特的十几岁的少年，在"骨灰杯"（在英格兰和澳大利亚之间举行的板球系列对抗赛）期间，我听说澳大利亚的队员正在当地的一家高尔夫俱乐部喝酒，就对自己说："我一定要到他们中间去。"我做到了。最后，我坐在酒吧里和当时著名的澳大利亚板球运动员罗德尼·马什（Rodney Marsh）谈笑风生。

这样的我让菲奥娜很抓狂，我却一直告诉她这辈子我还没有玩够。我还会做更多类似的事情，我需要新的挑战。她会说："看在上帝的份上，你已经干了绝大多数人做梦都不会干的事情了。该过点安生日子了吧？"但是，我发现过安生日子真的很难。

阿拉斯泰尔是如何战胜抑郁症的?

- 戒酒。

- 把个人经历写下来。

- 运动。

- 有家庭和朋友的支持。

- 正确地服用药物。

- 在工作中找到了人生目标。

- 呼吁人们关注精神健康,并从中获得了幸福感。

第五章

洛拉·因曼

从抑郁症患者到精神健康运动倡导者

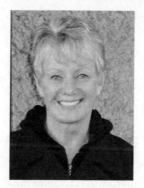

　　来自加利福尼亚州的洛拉·因曼（Lora Inman）在美国的很多州生活过，从太平洋西北部到佛罗里达东海岸，到处都留下了她的足迹。她和重度抑郁症进行了旷日持久、异常艰苦的战争，这场战争严重影响了她的职业生涯和个人生活，更直接导致了她三段婚姻的破裂。在和疾病抗争期间，她对心境障碍进行了广泛而深入的研究，一种强烈的决心激励着她尽可能深入地了解抑郁症，并努力寻找一种方法，让人们在不得不和这种可以导致患者生活发生突变的疾病共存时也能活下去，甚至活得更顽强。目前，她的病情已经得到了控制，且稳定状态已经持续了长达 9 年的时间。

洛拉是"美国精神疾病联盟"和"抑郁症和双相障碍支持联盟"（DBSA）的长期会员，她对当前抑郁症和双相障碍的最新疗法了如指掌。作为一名精神健康运动的倡导者，她一直在各地的团体中进行有关重度抑郁症和双相障碍的演讲，其活动范围遍及杰克逊维尔、佛罗里达州及芝加哥地区。目前她是杰克逊维尔 NAMI 董事会的秘书。

洛拉曾撰写了一部回忆录，详细记录了她是如何战胜重度抑郁症的，书名叫《逆流而上》（*Running Uphill*）。她从读者那里得到了很多反馈，他们从她那段艰辛的经历中获得了宝贵的启迪，这对她来说具有巨大的意义。

洛拉，能谈谈你的童年吗？

我的童年是不正常的。很小的时候，父母就离婚了。我不记得生活里曾有父亲这个人存在过。母亲是一个狂热的宗教信徒，狂热到哪种程度呢？她不相信人会生病，更别提寻求治疗了。我相信自己幼年的大部分时间都处于病理性心境恶劣的状态。病理性心境恶劣其实是一种不那么严重但会一直持续的抑郁症。从 11 岁开始我就处于那种状态，20 岁之前的整段时光都笼罩在阴影里。

你是独生子女吗？

不是。母亲后来再婚了，所以我有一个同母异父的妹妹，比我小 6 岁。她在 45 岁的时候自杀了，留下了一个年幼的儿子，在母亲死亡的巨大阴影下艰难地活着。

你说母亲是一个狂热的宗教信徒，这对你造成了什么影响？

影响太大了。首先，我从来没看过医生；其次，妹妹和我没有像其他小孩那样接种疫苗。如果我生病了、头疼了，或者肚子难受了，我母亲的信念就是，如果你强烈否认疾病的存在，那么它就不存在了。17 岁的时候，我发现自己肚子里长了什么东西，但是没有去看医生——我们只是祈祷。17 岁结婚的时候，我平生第一次去看医生，发现肚子里长了一个 17 斤重的卵巢囊肿，在过去大约六七年的时间内，我一直带着这个囊肿生活着。那么大的囊肿都让我的身材变形了，在整个高中时代我的自信心都受到了严重的影响，因为我的身体看上去和同龄人的不一样，就像一个畸形怪胎。

你继父也是一个虔诚的宗教信徒吗？

不，他不是。在那个家庭里我从来没有感受到爱。没有一个人表现出幸福或快乐，我们的家永远都是冷冰冰、静悄悄的。母亲禁止我听那些十几岁的孩子都在听的流行音乐，因为她一直忙着学习宗教文学。我感觉自己完全被隔绝在同龄人之外，对他们在我这个年龄时该有的经历一无所知。

你母亲期望你对宗教拥有像她那样的狂热吗？

绝对如此。当我离开家并接受卵巢囊肿摘除手术时，她对我非常生气。她对我的表亲们说，我轻信了一个谎言，犯了一个可怕的错误。她还说，做手术是我的错，因为我坚持做手术所以才出现了一个 17 斤重的囊肿。母亲说发生这一切都是因为我不祈祷、不够虔诚和笃信，因此我是自食其果。

是什么让你 17 岁的时候就决定结婚？

我想离开那个完全不正常的家庭。有一个男人，在高中时一直和我约会，而且表现得似乎很爱我的样子。我当时认为，不会再有另外一个人爱我了。

我没有想到，这段婚姻充满了虐待。我还记得，他狠狠地打我的耳光，有一天还把我锁在衣橱里，后来还把我从车里拖下来。这是一段完全没有温暖和抚慰的婚姻。我后来发现他对我不忠，出轨了很多次。我们的婚姻仅维持了4年就走到了尽头。

那段时间你的心境如何？

在第一段婚姻中，我并没有出现临床性抑郁症的症状，但我一点也不快乐。那时候的我，只能勉强维持着最基本的社会生活功能。后来，我的丈夫被征募入伍参加越南战争，这时候我才认识到，我其实完全可以自己照顾自己，不需要在充满虐待的家庭生活中苦苦支撑。在他仍在越南期间，我起诉离婚，他请了紧急事假回国了结了这段婚姻。由此看来，我在他心目中的分量至少还能让他决定从越南回国，其实他并不是非回来不可。

所以你年仅 21 岁就离婚了。接下来又发生了什么？

一旦认识到自己完全可以养活自己，我就找了份工作，还找了个室友，生活还算过得去。在接下来的很长一段时间内，我的心情还不错，但之后抑郁症就开始了轻微发作。

是什么导致抑郁症发作的呢？

我真的说不上来究竟是什么导致的。这就是我的抑郁症一直以来的情形，找不到任何触发它的事件。生活本来像一只在海面平静行驶的航船，一切都顺利极了，然后，突然有一片乌云停留在我头上。就是那么猝不及防，第二天我就会在一种对未来的可怕预感中醒来，惶惶不安、孤独绝望且充满恐惧。

第一次真正意义上的重度抑郁症严重发作，是我在堪萨斯的一家公司工作期间发生的。当时这家公司正忙着将总部搬到亚利桑那州，他们要求我和公司一起搬迁。当第一次抵达亚利桑那州时，我就意识到这种改变可能会让我产生抑郁，因为那里的压力实在太大了。在新地方生活的第二周，重度抑郁症就开始发作了。我当时几乎完全丧失社会功能。我觉得自己彻底被社会抛弃了，完全适应不了周围的一切。

当时你身边有可以讨论这件事情的人吗，例如朋友或者医生？

完全没有。我试过想找个人说说，但是当我告诉别人我真的感觉很抑郁的时候，他们都退缩了。没有人想听。那时候我觉得自己疯了，因为我认识的人中没有任何一个有过我这样的感受。我以为自己是个不正常的人。

第一次严重的发作是什么时候开始缓解的？

这就是令人吃惊的地方，抑郁会突如其来地凭空出现，持续十天左右的时间。十天之后它就消失了。然后我就会好过一段时间，直到下一次发作来临。在 20 世纪 60 年代末和 70 年代初那段时间，有关抑郁症的资料非常少。最后我终于撑不住了，去找了一位精神科医生，但是他也帮不了什么忙。他似乎根本就不想考虑存在大脑内化学物质失衡或者类似情况发生的可能性。

后来，我自己动手做了大量的调查研究，想搞清楚自己究竟出了什么岔子，是否还有其他人和我有相似的问题。我给医生打电话，四处写信，能做的都做了。在那个年代，你不可能像现在一样，用谷歌搜索一下"抑郁症"就能了解到海量信息，电视上也根本没有抗抑郁药的广告。我觉得自己好孤独啊！我甚至专门跑到另一个州去看医生，因为我想知道为什么会在自己身上出现这样的情况。就在那个时候，我知道自己并不符合重度抑郁症的标准定义，因为我每次发作都只持续 10 天时间，而官方的诊断标准需要达到 14 天。

然后发生了什么事呢?

然后我又再婚了,这一次是和一位飞行员。我的第二任丈夫就是我儿子达林的父亲。因为工作性质,他经常在各地飞来飞去,所以对家庭的观念很淡漠。我们的儿子出生后,他的态度非常消极,这导致我们的婚姻出现了很多问题。我患了很严重的产后抑郁症,但是他根本不懂,完全不明白我到底出了什么毛病——他对重度抑郁症一无所知。这段婚姻在维系了 4 年之后,最终还是结束了。

你是被医生确诊为患有产后抑郁症吗?

这是我人生当中第一次有人明确地给出了诊断,指出了引起我诸多问题的原因。我的妇产科医生断定我有抑郁症,按照我当时的情况判断,应该是产后抑郁症。我知道很多妇女都有这个问题,对大部分人来说这只是一个暂时性的现象,而对于我却是极其严重的。那种无助和绝望,还有那种孤苦无依的感觉像潮水一般淹没了我。与我以往的抑郁发作不同的是,这一次持续的时间超过了 10 天。但是,和以往一样,它又神秘地消失了。

作为一个单身母亲,你是如何在经济上支撑自己的?

我在一家公司工作了 8 年,攒下的钱足够支撑我和达林的生活。离婚后我经历了不少次抑郁发作,但大部分时候我的社会功能是正常的。很多时候,我也不想工作,但是我逼着自己去做事,因为别无选择。我绝不允许自己的心境障碍对达林造成影响。幸运的是,在单身期间,我并没有经历严重的抑郁发作,每次发作都是比较缓和的,很容易就熬过去了。所以我的病情并没有对达林造成太大的影响,这是我最关心的。

接下来又发生了什么呢？

听起来有点不可思议，4 年后我又结婚了，这一次是和一个在工作中认识的男人。我的工作是培训人们如何使用大容量复印机，所以经常出差去客户所在地，就这样我认识了最后一任丈夫。我们认识仅 2 个月后，他就向我求婚了。这简直太傻了，因为我们之间完全没有共同语言。不仅如此，他还是一个特别冷淡、平静、喜怒不形于色的人，而我呢，我觉得自己简直就是这个世界上最感情用事的人。

这段时间你的心境如何？

起伏不定。我会经历 10~12 天严重的抑郁，紧跟着就是一段正常期。从我的情况看，不是双相障碍，因为并没有躁狂症状。在两次发作的间隙，我处于一种我称之为正常的状态。每次进入一段抑郁期时，我都会想：再也不会恢复正常了，这一次再也熬不过去了，再也受不了这样的痛苦了。我记得自己对丈夫说过这样的话："如果我出事了，答应我你会照顾达林。"我从来就没有自杀计划，也没有试图自杀过，但我的确很享受那种结束生命的想法，因为活着实在太痛苦了。

当你在这种艰难的日子里苦苦煎熬时，能够坚持工作吗？

能，这很让人吃惊。我是一个很出色的演员，在别无选择的时候，我会打起全副精神。很多时候，我的抑郁真的极其严重，但是在绝大多数时候，我都能成功地给自己戴上面具。我总是不顾一切地想得到别人的认可，尤其是在处于抑郁状态的时候。不抑郁的时候，我对自己还是挺有自信的。我上过大学，选了一些课程，拿到了副学士学位。我的社会功能相当正常，但是抑郁却总是在我身上来来去去。

你的婚姻怎么样？

我后来发现第三任丈夫不忠，最后还是选择离婚了。所以，我又回到了单身状态。我和儿子一起搬回了西雅图。一到西雅图，我就遭遇了一次神经失常。那时候差不多已经无法正常生活了。因为这一次是激越性抑郁症，我每天早晨都醒得很早，所以不得不早早地起床，洗一次淋浴，接着我会坐下来，或者钻进车里开车四处乱逛，然后随意地停在某个地方。我需要看到那些真真实实地活着的人，看他们走来走去、谈笑风生。我可以一整天坐在停着的车里什么也不做，只是看着外面。

在那段时间你尝试过药物治疗吗？

达林出生后我就开始接受药物治疗，这让我有一种强烈的如释重负感——终于有人愿意费心来治疗我了。在接下来的日子里，我试过数不清的药物治疗。

到最后，我终于开始使用一种叫单胺氧化酶抑制剂（MAOIs）的抗抑郁药。有那么一段时间，我真的认为他们找到了神药。服药之后，痛苦突然缓解了，有两三年我的重度抑郁症都没有发作过。我以为已经找到了对自己有用的神奇疗法。在我重返大学深造期间，我甚至还为此写了一篇文章。不幸的是，那种神奇的效果并没有一直持续，我再一次崩溃了。在尝试了更多的药物治疗后，我在绝望中去找了一个驱魔人，因为当时我想：也许是被附身了。只要能让自己好起来，我什么都愿意做——什么都愿意。最后我还尝试了电休克疗法，算起来，我一共试过29种不同的治疗方法。令人难以置信的是，这些治疗后来导致我患上了轻躁狂，就是一种心境高涨状态。

为什么你会决定接受电休克疗法？仅仅是因为抑郁症吗？

是的。因为当时除了电休克疗法之外，已经没有我没试过的疗法了。我感觉自己已经把市场上有的药物都吃遍了。在 5 天之内，我把别人提到的所有能治愈抑郁症的方法都试了一遍。没有什么方法是我没尝试过的，但是，每一种方法的治疗结果都不能持久，所以，这就是我的最终结论。

电休克疗法给你带来了怎样的影响?

在接受了第一次电休克疗法之后，我记得当时的感觉就是：再也无法控制自己这个人或者自己的想法了。这让人感觉非常恐怖。这不是什么好的体验。电休克疗法有两种，一种是单侧刺激，另一种是双侧刺激。他们给我做的是双侧刺激，这就意味着我的两侧太阳穴都被放置了电极，而不是仅仅一侧。很多精神科医生说双侧电休克疗法更有效果，但同时也会引起更严重的记忆丧失和思维混乱，对此我有绝对深刻的体会。

但是，几天过后，当我在某天早上醒来时，会发现抑郁已经不翼而飞了。那种感觉就像已经被完全治愈了，整个人充满了一种不可思议的能量，生活如此美好，我想做什么都可以——我要写一本有名的书。这完全是一种欣快的感觉，不过并非躁狂。我看到过那种躁狂发作的人，他们一掷千金，生活毫不检点，甚至随便和不认识的人发生性关系，或者去那些他们自以为能凌空行走的地方。我从来没有达到那种躁狂的程度，只是有一点点轻躁狂，确切地说是一种很轻微的躁狂症。

不管什么时候，当有人问起我对电休克疗法的看法，我都会这样说："如果你已经到了那种完全生无可恋的地步，那就去试试电休克疗法吧。不管怎么说，都已经到这种程度了，你还有什么可损失的?"这种疗法的确将我从严重的抑郁状态中拉了出来，但并没能治愈我——后来我经常复发。

你是什么时候开始感觉自己能够掌控全局了?

大约 10 年前吧，当时我住在芝加哥，遇到了一位女精神科医生，她完全当得起我的"救命恩人"这个称呼。她告诉我，她会一直坚持治疗我，直到我们找到一种确实有用的方法。我相信了她。我认为，希望是任何一位精神科医生能够给予病人的最重要的东西。我遇到过很多医生，他们都没有给我希望，但是，很多时候即使我们并不抱希望，还是一样会投入某种治疗中去。在遇到她之后，我又接受了两三次电休克治疗。这几次治疗并不是她亲自操作的，但是在治疗期间她都到医院来看我了。她就是这样的医生。

现在，距离我上一次重度抑郁发作已经 9 年多了。当人们问我，是什么疗法让我的治疗结果出现了这么大的不同，我把这样的结果归于两点，一是找到了正确的疗法，二是能与自己信任的医生合作——一位能让我坚信自己会好起来的医生。我对上帝的忠诚与信仰同样给了我坚持下去的勇气。我知道这并无严谨的科学依据，但却是我真实的感受。

那位精神科医生给你开了几种药物？

大约 4~5 种药物吧，有时候是结合起来使用。

听起来，那位精神科医生向你提供的情感支持和希望与药物一样重要。

你说得太对了。我还记得，当初我含着眼泪走进她的办公室，处于深度抑郁状态。她给我安慰，让我安心，而且非常具有同情心。在遇到她之前，我曾哭着去见一位精神科医生，可是这个医生告诉我，抑郁症是无药可治的。对一个患者来说，遇到一位能够让她相信自己会好起来的医生——即使事实并非如此——比什么都重要。

除了药物治疗之外，还有什么方法起到了帮助作用？

在我完全康复之后，我参与了一些互助小组，帮助小组开展活动并为其他人提供咨询。朋辈咨询的好处就在于，当他们看到你挺过来了，他们就会对自己说：哇，如果她能挺过来，那我也可以。像我们这种亲自和心境障碍或精神疾病较量过的人，在对那些患有这些疾病的人说他们能好起来的时候，具有很强的说服力和可信度。

我去看过那些住院病人，并成功地吸引了所有人的注意力，因为他们会想：哇，你也在这里待过？你也接受过那么多次电击疗法？哦，上帝啊，看看你，你现在完全好了。每次只要一想到自己曾给某个人带去了希望，我就会产生一种无法衡量的巨大满足感。当我在抑郁状态中苦苦挣扎的时候，如果有人能够给我带来同样的希望，我愿意为之付出一切。

有什么生活方式方面的策略可以帮助你保持精神健康吗？

怎么说呢，我一直都知道锻炼会给我带来很多好处，但我总是觉得做起来不太容易。健康的饮食也很重要，户外活动也一样。这些都会有帮助。不过就我而言，信仰是最基本的。

你的信仰对你来说真的很重要。我好奇的是，因为你在母亲那种极端的宗教信仰模式中长大，所以你现在的生活信条似乎有很大的不同。

关于母亲的宗教信仰问题，我和她的看法从来就没有一致过。即使我后来已经离开了家，她依然继续试图说服我和她站在同一条战线上，但我从来也没有做到过。当我开始理解她所遭受的一切苦难，了解到她是如何被自己的母亲洗脑时，我深深地为她难过。在她生命的最后时刻，我想自己给了她很大的安慰。尽管我认为她的一些信仰非常疯狂，但我还是爱她的，我知道她也爱我，非常为我骄傲。

我个人的观点是，每个人都有权选择自己的信仰。我之所以不想在这次访谈或我自己的书（即《逆流而上》）里多谈自己的信仰，是因为很多人听到宗教就会掉头而去。我以前就是这样的，所以当我向别人提出忠告时，只会尝试着注入一丁点宗教信仰的成分。我并不相信"上帝会降落人间，神奇地将手放在你身上，刹那间你就痊愈了，然后上帝再飘然而去"这样的事情。那也不是我的感受。但我确实知道，有一种力量存在于天地之间，这种力量是我不可企及的，它帮助我战胜了生活。

现在回首从前，你觉得过去的经历让你有所收获吗？

确实有。那不是一段我愿意重温的经历，但是它让我变成了一个更富有同情心的人。它还让我更懂得感恩，变得更加宽容，不再像从前那样计较。在很多方面，这段经历都让我成为了一个更好的人。

2007 年的时候，你开始撰写自己的书——《逆流而上》。那本书对你来说是一种宣泄吗？从读者那里你得到了什么样的反馈？

这本书对我来说非常具有宣泄作用。有时候我会感到一丝痛苦，因为在写作过程中必须释放一些东西。那本书并没有立刻成为畅销书，因为当时我还没有像现在这样真正参与到呼吁人们关注精神健康的运动中去。自从这两年开始和一些互助小组合作，我陆续让很多医生和患者读了我的书，他们都说，在有关抑郁症的书里，这是他们读到的最好的一本。

他们说，他们完全能够懂得我所探讨的内容。第一次提笔时，我就对自己说：如果这本书能够帮到哪怕一个人，那也值了。我没有因为这本书赚到一分钱，但是，因为我勇敢地站出来讨论魔鬼的样子，让其他的人得到了帮助，这足以让我感到深深的满足和喜悦。

现在能让你感到快乐的是什么？

很多，很多。那些能够让大多数不需要面对像重度抑郁症这种疾病的人感到快乐的东西，都能让我感到快乐：和朋友在一起、旅行、户外活动，等等。

我还喜欢和很多人一起共事，而且计划再找一份工作，这一次要和那些有心境障碍的人一起共事。我从生活里得到了很多乐趣，而这些乐趣，是在我陷入抑郁状态时没办法体会到的。

以你目前所拥有的知识，如果能给 17 岁的自己一个忠告，你会说什么？

我认为，得到正确的诊断实在太重要了，因为那是通往正确治疗方法的钥匙。在求医这个问题上，我会更加坚持不懈地寻找一位真正关心病人的医生。年轻的时候，我是病急乱投医，碰到哪个医生就选择哪个医生。如果能从头来过，我会首先明确一点，那就是确保自己的医生是关心、在意我的。

我 17 岁就结婚了，因为急于离开那种不正常的家庭生活，所以，我不能保证再来一次会有什么不同。那是两害相权取其轻的抉择。但是，如果时光倒流，我肯定会在丈夫的人选上做出不同的选择。在婚姻中，两个人都必须能对另一半开诚布公，坦诚相待，而不需要担心会遭到过度批评或者其他负性回应，这是最基本、最关键的一点。所以，我会问自己：这个人是从善如流还是刚愎自用？我会尽量避免那些有控制欲的怪胎，还要参考对方与家庭其他成员之间关系的质量，最重要的是看他们对待他人的方式。对一个人来说，这说明了很多问题。

还有什么你愿意分享的吗？

我的确有了第四段婚姻，和现在的丈夫已经在一起生活 18 年了。他一直都很支持我，为了了解抑郁症这种疾病，他做了很多努力。让你的配偶或者身边重要的人学着去了解这种疾病，是非常必要的，这会让你在和病魔进行斗争时变得更易于承受。同样，当你的身份是为人父母时，你对自己的孩子所能做出的最恐怖的事，就是自寻绝路。我曾身患难治性抑郁症，也曾有过自杀的念头。有很多次，我觉得自己一天也活不下去了。现在，我无法形容自己有多庆幸，庆幸自己每次都坚持着再活一天，因为坚持的结果是值得的。我能给出的最好的建议，就是永不放弃！抑郁症真的能够被治愈，抑郁症患者不但能够坚持活着，事实上还能享受活着的滋味。

洛拉是如何战胜抑郁症的？

- 和真正关心自己的医生合作。
- 找到了正确的药物。
- 帮助其他患有心境障碍的人。
- 为了儿子好好活着。
- 进行运动和户外活动。
- 保持健康的饮食。

第六章

鲍勃·布尔斯汀

谷歌公共政策主管

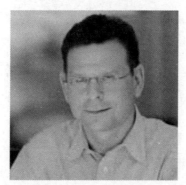

　　鲍勃·布尔斯汀（Bob Boorstin）是谷歌公司华盛顿办公室公共政策部门的主管。在过去的 25 年中，鲍勃一直在国家安全、政治沟通、调查研究及新闻传播等领域工作。他为克林顿政府效力长达 7 年之久，扮演着总统国家安全演讲稿撰写人的角色。他也是财政部长罗伯特·鲁宾（Robert Rubin）的通信和外交政策顾问以及国务卿沃伦·克里斯托弗（Warren Christopher）的发展中国家事务顾问。

在美国国内和国际发起的十几个政治运动都有他的幕后功劳；他曾经向《财富》500强的CEO们提供顾问业务；美国国内一些重要的倡议组织也得到过他的帮助。在为谷歌效力之前，他为美国的主要智囊团之一"美国进步中心"（Center for American Progress，一家领先的公共政策研究和倡议组织）的创建立下了汗马功劳，并出任高级副总裁，负责国家安全政策。

布尔斯汀早年是《纽约时报》的一名记者。他于1981年从哈佛大学毕业，1983年在剑桥大学国王学院获得了国际关系专业硕士学位。

他曾有一个非常幸福快乐的童年，在9岁那年，随着父亲的突然死亡，幸福也戛然而止。但是他一直认为自己是幸运的，原因正如他所说"就像中彩票一样，遇上了好继父"艾伦·帕库拉（Alan Pakula）——一名电影导演、制片人和作家。

尽管鲍勃在事业上的成就非同小可，但却一直受到双相障碍的困扰。27岁的时候，他就被正式确诊为患有双相障碍。他掌握了很多种如何管理、控制这种疾病的策略，并代表千千万万像他这样在和精神疾病的抗争中顽强生活的人们，呼吁世界对精神疾病给予更多的关注和理解。在这个过程中，他获得了巨大的成就感与满足感。

鲍勃，能说说你的童年吗？

我于1959年出生在得克萨斯州的达拉斯，不过是在加州的贝弗利山庄长大的。我猜你一定会说，既然我是在贝弗利山庄那样富有的地方长大，肯定有一个非常正常的童年。我有一个异卵双胞胎弟弟，我比他早45分钟出生，还有一个比我们大两岁的姐姐。多年以后，我弟弟幸运地逃脱了双相障碍的魔掌，而我姐姐却一直忍受着抑郁症的折磨。

当你回顾过去的时候，你认为自己的童年幸福吗？

毫无疑问。至少，我们衣食无忧。我认为童年只有两件事情对我来说算是困扰。其中的一件是，我当时就有一种完美主义的倾向，这经常会给我带来挫败感。小时候我经常哭泣，现在当我回头再看的时候，我才明白，那就是对未来即将发生的不幸的一种警示。

后来，当我9岁的时候，我父亲猝死于心脏病发作。这个不幸很明显地对我的家庭、我的性格和我的心灵产生了广泛而显著的影响。

这个家庭后来发生了哪些变化？

与大部分遭遇类似不幸的家庭不一样的是，我们不用被迫搬家，我们的物质环境也没有发生太大的变化。但是，作为一个年幼的孩子，我肯定受到了很大的影响。我变得更加抑郁了。这么说吧：在高中毕业典礼上，做毕业致辞的演讲者说了这么一句话——"生活是不公平的"。那时的我，对这句话后面的深层含义已经有了非常透彻的理解。

关于我父亲的死亡，我认为有几个方面对我后来的生活产生了非常深刻的影响。一是，在父亲死前，我根本不知道他生了病。几年之后，当母亲告诉我们他的病情时，我非常愤怒。我认为，后来我之所以决定对自己的病情保持公开透明，让孩子们知道我病情的细节，和当年父母的行为有很大关系。

父亲的死亡给我带来的另一个影响，就是让我想在生活中扮演"白衣骑士"的角色——一个总是在危急关头从天而降救他人于水火的家伙。听起来似乎很可笑，但你不妨想象一下，一个年仅9岁就失去父亲的孩子，尽管他只比孪生弟弟大45分钟，但他确实会假定自己扮演的是"家庭顶梁柱"的男性角色。对一个孩子来说，这个担子有点过于沉重了——这并非有人刻意为之，完全是自找的。我想，很多抑郁症患者都是这样的，他们不断地给自己施加压力，然后发现自己根本无法达到预期。我也是这样，很小的时候就建立了这样的模式。

当时你认为自己是家里的领头羊，那你觉得哪些事情是自己必须做的？

重中之重就是保护我妈妈。我维护母亲的方式之一，就是从来没有经历过典型的青春叛逆期。

在每一个年幼时就失去了双亲之一的孩子心里，在某一个不足为外人道的角落，都会隐秘地认为是自己害死了那位至亲。任何一个经历过这种不幸的人，如果他 / 她足够诚实，都会告诉你这种感受。父亲的不幸已经发生了，所以我认为自己应该努力控制和调节十几岁时的愤怒和反叛，这样我就不会再以某种方式害死还活着的母亲。

与此同时，我又是幸运的，因为母亲在我 13 岁时再婚了。她和电影导演及作家艾伦·帕库拉结婚了。事实证明，他一直是我最好的朋友，直到后来他突然死亡。他的死亡给我带来的哀伤就如同当年生父去世时一样，但幸运的是，他陪伴我走过了 20 多年的人生。有多少人能拥有两个好父亲？又有多少人连一个好父亲都没有呢？

你继父有什么特别的地方？

他所从事的工作第一时间就深深地吸引了我。当我还是小孩子的时候，没有多少喜欢做的事情——除了拍电影给我的同班同学看，从 8 岁到 13 岁，我一直乐此不疲。当然，当艾伦加入我们的家庭后，我就停止了这种游戏。他让我惊叹和崇拜的第一件事，就是他所从事的职业以及他在这一职业上展现的卓越才干。

但远比这个更重要的是他带给我的温暖、理解，还有他身上那种我穷尽天下言辞也无法形容的随和、豁达。我给你举个例子吧。在康涅狄格州读预科学校时，由于我的身体不太好，经常遭到别人的攻击，那是一段非常闷闷不乐的时光。有一天，我和父母在电话里交谈了几句，说了说最近的情况，继父很敏锐地从我的声音里感觉到有什么不对劲。第二天，他就出现在我面前。他飞了大半个美国赶到我身边，就是为了和我一起吃顿晚餐，亲眼看到我一切安好。

你刚才提到在童年时期就有完美主义倾向，它是怎么表现出来的呢？

在完成学校布置的任务时，除非把一切都做得尽善尽美，否则我不会感到满意。我确实会因为没有做好一件微不足道的小事而痛哭不止。我总是想将形势置于自己的掌控之下，我认为这通常是完美主义的标志。

你说过在学校里曾受到欺凌，这给你造成了怎样的影响？

让我变得更不遭人待见、更具侵略性，我只能这么说。显然，这是一件丢脸的事。关于这个，有一点我想说明一下，就像我的疾病给我造成的影响一样，这段经历让我变得更能理解他人的错误和脆弱。我不再像从前那样轻易对他人做出判断了。

你去了哈佛大学学习，准备将来成为一名遗传学者，但是并不喜欢，后来发现自己真正喜欢的是中国现代史。这和你们家族中出现的那些作家——你的母亲以及身为历史学家的伯父丹尼尔·布尔斯汀（Daniel Boorstin）——有关吗？

有一点关系吧。老实说，我父亲比这位伯父小 13 岁，他们并不亲近。当伯父和伯母结婚时，父亲基本上被家族剥夺了继承权。在我父亲这边，我是第一个真正和伯父有来往的。还是一名初中生时，我就从华盛顿的一名参议员那里得到一个实习的机会。那个时候伯父正好接管了国会图书馆，所以在华盛顿定居了，于是我在他身边待了一段日子。我很确定伯父有一些属于躁郁症的表现，但是他从来没有治疗过。他会在凌晨4点起床，在正式开始白天的工作前，就奋笔疾书写上4个小时。他写了很多大部头的书。在他的书中，他以非常奇特的方式把各种历史事件联系在一起。他在历史中找到了一种模式，采用的方法是很多历史学家想不到的。很多躁郁症患者都有这种特别的本事——在历史中找到相关的地方并联系起来。

你第一次躁狂发作是什么时候？

27岁的时候。这和我的发育迟缓有很大关系。17岁上大学的时候，我的身高只有1.5米。我习惯于将抑郁症和躁郁症的发病期与人们的青春期和发育期联系起来。我还认为，我的发病期之所以那么晚，部分原因就在于，在二十几岁的时候，大部分时间我都能控制自己轻度躁狂的情绪。

有哪种模式导致了你第一次发病吗？

有的。有一个例子我记忆犹新。在我为《纽约时报》工作了大约两年时间后，发生了两件事情。第一件是，我被派往休斯敦采写一篇死亡报道，报道对象是一名宇航员，他是航天飞机"挑战者"号爆炸事件的遇难者之一。那个时候我已经处于深度抑郁状态了。纽约的冬天就像死亡一样冰冷，天上下着雪，天空一片灰暗，我觉得自己悲惨到了极点。而且我那时候还是上夜班。当时我并没有被正式诊断为患有抑郁症，只是觉得自己快要死了。

就在这个时候，他们决定派我去写这篇死亡报道。我去了休斯敦，唯一让我感到安慰的是，那里的天气至少比纽约好一点。从宇航员家属那里，我连只言片语都采访不到，当然我很理解他们的心情。毕竟，这一家人的子女刚刚失去了父亲，妻子刚刚失去了丈夫。而且，他们是日本人，日本人对这种事情尤其讳莫如深。我没法写我的采访报道，唯一能做的就是坐在那儿咬手指，一筹莫展。

到最后，我终于硬着头皮交了一篇稿子，回到了纽约。我还记得，那时候非常害怕踏进编辑部，所以我声称自己病了，请了好几天假。我鼓起勇气去见我的心理医生——我每周四次去他那里接受心理治疗，事实上几乎全是精神分析。我尖叫、哀号、痛哭流涕，持续了整整一个小时。

后来我又找了一个更好的心理医生，当我们谈起这段时光时，他说："写这篇报道对你来说可不是件容易的事。毕竟，这是关于一个父亲去了太空后就永不回来的故事。和你父亲有点像。"我父亲去世的时候，正和母亲一起在欧洲度假，他再也没能回到家。此前我一点也没意识到这件事对我的心理意义。

那是发生在我身上的第一件可怕的事。与此同时，正如我提到过的，我当时一直在上夜班。对有躁郁症的人来说，上夜班绝对是件糟糕透顶的事情。你不见天日，没有社交生活。后来，大约在 3 月末，我和女朋友一起踏上了一段类似朝圣的旅程——去希腊我父亲当年去世的地方看看。我们先去了雅典，然后又去了罗得岛（Rhodes），就是在这里，我父亲倒在了巨人雕像之下。

我曾以为，千里迢迢地去看一眼父亲的死亡之地，对我来说将是人生中非常重要的一刻，但事实上我什么感觉也没有。我心里充满了失望，因为和女朋友一起旅行一点也不顺利，我们总是在为这事或者那事吵个不休。到 5 月快结束的时候，我们分手了。我至今依然记得那生动鲜活的一幕幕。和她说话的时候，我差不多一直在用手拍着自己的腿。

她受够我了，然后做了一个英明的决定。我当时并没有意识到究竟是哪里出了问题。如果我意识到了，我一定会做点什么来尽力弥补。我的心理医生从来没对我说过"你可能患有生物性抑郁"之类的话。然后，随着夏天来临，我的心境完全变了，变得极度活跃，且伴有轻度躁狂。我开始每天为《纽约时报》写 2~3 篇文章。

我变得油腔滑调、口若悬河——当一个人出现躁狂时就会变成这样。我对身边发生的所有事情的反应都比正常状态下更积极主动，动作变得迅速敏捷，在金钱上也变得更加慷慨大方。在性方面，我也变得更加主动贪婪，同时和两三个女朋友保持关系。做什么事情都进展顺利并能取得成功，这种情形在我的人生中还是第一次出现。

在失眠了整整一个星期之后，我经历了第一次双相障碍发作。当时我正在华盛顿参加一个小组讨论。晚上我在一个朋友家里过夜，可是整夜无法入睡。在度过一个无眠之夜后，第二天还要去《纽约时报》驻华盛顿办公室上班。我脑子里有一个声音说：有什么地方不对劲。我不知道究竟是哪里不对劲，但这种感觉促使我给继父的助理打了个电话请求帮助。

继父和母亲乘飞机赶过来，准备带我回纽约。但我却要求他们在杰斐逊纪念堂停留一下，在那里我告诉他们，世界的历史是按照我的意愿发展的——妄想发作的人通常会有这样的表现。在回纽约的飞机上，我认为是自己在操控飞机。父母把我带到我的医生那里，医生说："你们必须让他住院治疗。他显然是躁狂症发作。"于是，我的父母把我带到了纽约的培恩·惠特尼（Payne Whitney）医院，让我在那里接受治疗。

关于那段经历，你还记得什么吗？

我想，在那种状况下，没有人都保留清晰的记忆。我记得，他们给我服用了大剂量的抗精神病药。我一直都说，抗精神病药就像钢丝球一样。如果你在平底锅上把什么东西煎糊了，就得用钢丝球把那些残留物狠狠地刮掉。

我确实记得自己有过激行为，比如光着身子在精神病院的大厅里奔跑。我还记得，他们把我关进一间被称为"禁闭室"的病房，在那里除了一张床垫和一扇小窗户外别无长物。我认为自己能飞起来，并企图从那扇窗户爬出去。但是，精神病院的窗户非常窄，我根本逃不出去。

我记得和医生们的谈话，努力向他们描述我的感受。我还记得很多朋友到医院来看我。当然也记得自己如何恨不得马上离开那个地方，却不得不接受医院的"48小时规定"——按照医院的规矩，你可以申请出院，但是在提交申请后必须等待48个小时才能离开。

我记得自己一点点地恢复了清醒的神智，慢慢地有了属于自己的想法和意志，生活逐渐恢复正常。我记得当时那种丢脸而难堪的感觉，但同时也有点高兴，有一种如释重负感，因为我终于为自己的混乱、困惑找到答案了——这么多年里那些莫名其妙的哭泣、悲惨痛苦的感受，无法摆脱的抑郁和古怪奇特的行为，原来都是因为"这个玩意"。

"这个玩意"有一个名字，叫躁郁症。医生正式做出了诊断。我记得，在得知这个诊断结果的时候，我对自己的心理医生非常气愤，因为他从来就没有暗示过我自己可能会有生物性的精神疾病。我认为是他把一切搞砸了。

在那之后又发生了什么？

我当时已经计划好搬回波士顿，因为《纽约时报》的工作让我感觉很不开心。搬到波士顿后，我加入了迈克尔·杜卡基斯（Michael Dukakis）的总统竞选班子。当我还在哈佛大学念书的时候，就认识迈克尔·杜卡基斯了。他的竞选班子里有几个人是来自哈佛大学肯尼迪学院的，这几个人和我的关系很不错，所以他们邀请我一起加入这次竞选活动。

从思想意识上看，这个工作和我很契合，所以我去了波士顿。不过，在成行之前，我郑重地做了保证：每周至少去看一次医生，保证认真服药。

你能接受和直系亲属以外的人分享自己的经历吗？

还好吧。我和很多朋友分享过。那段经历很难过，但是我会告诉他们一些稍微轻松一点的事情，比如，我觉得自己能飞起来，所以试图跳到窗子外面去，诸如此类。如果要跟他们讲我光着身子跑过大厅的事情，我还是觉得很难为情。

当然，我的情况和常人不太一样，其中有好几个原因。首先，我的躁郁症是非常普通的那种类型。我说它"普通"，意思是我对大部分药物、治疗手段和谈话疗法都反应不错。其次，我的家庭是非常开明和宽容的。他们确实被吓坏了，但他们完全能够接受我有精神疾病这个事实。很多时候，出于文化或个人原因，患者家庭会对患者的疾病持完全否定的态度，这在现实生活中实在太普遍了。

再次，坦白地说，我的父母都比较富有，完全能够负担得起我的医疗费用。最后，我的父母都具有非凡的宽容和忍耐，他们都是很博学的人，而且，由于他们此前在生活中也和这一类的疾病打过交道，所以他们完全知道这种疾病意味着什么。很多年以前，我的继父曾执导了一部电影，名叫《孺子雄心》（*Fear Strikes Out*），内容与"波士顿红袜"（the Boston Red Sox）棒球队一位名叫吉米·皮尔索（Jimmy Piersall）的外场手的故事有关。电影讲述的是吉米（由安东尼·博金斯饰演）和其父卡尔·莫尔登（Karl Malden）之间的关系。剧中，吉米一点点地走向疯狂的边缘，而他的父亲却不断地让他相信自己没有问题。

你加入杜卡基斯的竞选班子时，同事们知道你的病情吗？

他们知道，我对他们说过——因为如果有一天我的病再次发作，我不希望吓着任何人。告诉他们真相也是一种自我保护，这体现在两个方面：首先，我不想到最后大家不欢而散；其次，我不想失去这个工作。

我在波士顿附近找到了一个很出色的医生。我们一起处理了我内心与躁郁症这个诊断结果相关的一些情绪问题，我也逐渐由认为"我就是病"转变为承认"我生了病"。

杜卡基斯的竞选活动明显白热化了，我必须辗转各地奋战。在宾夕法尼亚，由于当地投票系统的运作方式，我一直忙着将不同的传单收集到一起。就在这时，我开始出现轻度躁狂的症状。可是，我不得不加班加点熬夜干活，即使这样，我上了床也无法睡个好觉。不过，当时我并没有感觉到自己再次快发病了。

宾夕法尼亚的工作结束后，我们又前往纽约州。这时候，我突然开始表现得夸夸其谈、喜欢饶舌了。我开始表现出和从前一样的行为，花钱大手大脚，对竞选的前景做一些毫无事实依据的乐观评论。就在纽约初选的前一夜，我过得糟糕透了：饮酒过量，在一个女人面前卖力地表演喜剧，虽然对方很清楚地表现出兴趣缺乏的样子，我却一点都没看出来。

纽约初选后的第二天，我们回到了波士顿，当时我的心境高涨得如同高高地飘在天上的风筝。我进了一家电子商店，疯狂购买各种设备，出手动辄就是数千美元，想着自己可以把所有这些设备装在车上，不管下一步他们安排我去哪，我都可以开着自己的车去。在那一天接下来的时间里，我越来越深信不疑地认为自己非常需要这些设备，因为有人在密切地监控和偷窥我。

中午刚过，我穿过街道径直去了竞选总部对面的那家拉斐特酒店，不知道怎么居然溜进了总统客房。我当时已经出现了很典型的妄想症状，在那一刻把这家酒店当成了"进取"号星舰，认为它马上就要起航了，而我就是负责这艘星舰的船长。就在那个时候，警察赶来了。

我被带到了最近的医院——马萨诸塞州总医院。我被人用皮带绑在一张手推床上，不停地胡言乱语、嘶吼发怒。接下来我碰上了两件幸运的事情。第一件是，急诊室负责检查我的医生是我的小学同学，我们已经 30 年没见过面了。第二件是，他们发现了我的竞选活动证件，打电话找到了我的助理，而我对这位助理说过我的病情。我给了她心理医生的电话号码，并对她说："如果哪天你接到一个电话说我正在做一些非常奇怪的事情，我要你立刻给这个人打电话，让他来找我。"所以，当她接到医院的电话，立刻给我的心理医生打了电话。

我的心理医生火速从纽顿赶了过来。他让人把我送到了波士顿附近的麦克林医院，这是一家颇有几分里兹 - 卡尔顿风格的精神病院。检查结果发现，我这次发病显然不是自然发作的，而是因为服用了大剂量的去郁敏（一种抗抑郁药）。后来这家医院说，我的医疗保险不能用于支付住院费用，所以他们不能接收我入院。因为我的紧急联系人名单上写的是我弟弟，所以他不得不用他在美国运通卡上的一万八千美元作为担保金，才让我住进了这家医院。

数个星期后我出院了，才知道他们曾拒绝接收我的事情。正是这件事情让我踏上了为唤起全社会对维护精神健康的责任感而奋斗的旅程。当时的我非常愤怒。我表达这种愤怒的方式之一，就是委托一个法律事务所代表我起诉我的保险公司，因为他们拒绝支付我的住院费用。最后我赢了这场官司。

在这件事之后，你对药物治疗及其他对你有帮助的事物是否有了更深的理解？

是的。我已经认识到了"正确的药物"与"正确的剂量"这两者的重要性。我还开始认识到，去接受心理治疗也很重要。

接着我发现了互助小组的价值所在。我的心理医生坚持让我去参加，很快我就明白了为什么互助小组那么有用，因为他们让我意识到自己并不孤单。

我依然清晰地记得第一次参加互助小组的情景。他们邀请我做一下自我介绍，当时我说："我叫鲍勃，我发作过。"有人问我："发作的时候是什么样子？"于是我告诉了他们那次有关"进取"号星舰的发病过程，以及认为自己是耶稣的事情。我发现他们只是坐在那里不断地点头，就好像这些都是很正常的现象。这种情形让我感到非常安心——尽管是以一种最古怪的方式。

在初次发病之后，你又经历过一些很严重的抑郁发作。是什么引起的呢？

有两个原因导致了抑郁发作。一个是精神科医生所说的"生活事件"，另一个就是冬天。每到深秋的时候，我的状况都会变得很糟糕。我不得不吃更多的抗抑郁药物，不得不寸步不离地坐在灯箱前面。如果幸运的话，我可以很快地走出这种状态。就说今年吧，我经历了一次长达两月的严重抑郁发作，当时我只能躺在床上，什么也干不了。

你还在政界时，工作时间非常长，有时候甚至不眠不休，你是怎么控制局面的？

我并不是一直都能成功地控制局面。我认为，那些能够更成功地控制这种局面的人是他们自己的最好担保人。他们将自己的病情模式研究得一清二楚。我总是劝诫那些考虑寻求心理治疗或已经在接受心理咨询的人：心理治疗的关键就是成为你自己的治疗师。

我认为自我觉察和自我监督真的非常重要。我做的另外一件事情，就是保证警报能在需要的时刻拉响。我和母亲达成了协议，如果她听到我的声音里有什么让她感到担心的地方，就立刻给我的心理医生打电话。我把这个方法推荐给了几乎每一个人：事先给予某个你信任的人许可权，让对方在你失去控制的情况下告诉你的心理医生。

这个主意非常好，所谓当局者迷，人们往往意识不到自己的状况。

显然如此。抑郁发作时是这样，躁狂发作时就更是如此。有时候你会完全失控，彻底沦为家人和朋友的眼中钉、肉中刺。这时，他们中的某个人应该有权打电话给心理医生："喂，鲍勃又复发了。他的情绪很高涨。"或者这样说："鲍勃的情绪很低落，我们得想想办法。"

适应压力绝对是一个艰难的任务。在压力最严重的时候，我极其虔诚地去做的一件事情，就是锻炼身体。我发现锻炼的重要意义不仅在于可以让抑郁隐忍不发，还能让我保持冷静。

这些年我一直坚持的另外一件事就是保持小睡的习惯。在白宫的时候，我让人搬了一张长沙发椅放在我办公室里，每到下午我就会打盹一小时。

我还会出门度假，和我一样在政府部门工作的同龄人很少这样做。他们有一种很奇怪的想法，一旦他们离开去度假了，政府似乎就会陷入停顿状态。我从来没有真正产生过这种感觉，更重要的是，我知道如果我不抽出时间去度假，我会被摧毁的。

你的身体会发出一些自己能识别的警示信号吗？

哦，老天，当然会。最常见的警示信号有两个。如果是抑郁发作，第一个警示信号就是需要更多的睡眠，因为起床变得很困难。另一个信号就是饮食习惯改变了，要不就是吃得更多，要不就是完全不想吃。对我来说，饮食模式的改变一直都是重要的信号。还有一个信号，就是停止锻炼或对一切于己有益的活动都兴致索然。这是一个非常严重的问题。

抑郁发作的第四个信号，就是对通常不会对我造成困扰的事情产生了情绪化的反应，例如电视广告。当我情绪低落的时候，《海底总动员》都会让我哭泣。我不是把它当作卡通喜剧片来看，而是把它理解成一个悲伤的故事——

一个父亲终于学会了对自己的儿子放手，然而却发生了意想不到的悲剧。性冲动降低也是一个信号。最糟糕的是，我会有自杀念头或者自残行为，这是很明显的警示信号。举个例子，我曾经想过，如果我不在了，孩子们会怎么样。这样想的时候，我就知道自己的情况已经一团糟了。

如果是躁狂发作，我的第一个行为表现就是夸夸其谈、口若悬河。当我开始聒噪不休，该说的不该说的都一股脑儿告诉别人，对别人过于坦诚的时候，情况就不对了。躁狂发作前我还有纵欲过度的现象，这是一个非常清楚的迹象，警告我要小心了。还有一个信号就是，我开始打破一些平常总是小心翼翼地遵守的琐碎规矩。

在白宫的时候，你有机会参与一些倡议活动吗？

毫无疑问。1992年我在克林顿的竞选班子中时，就提出了推动精神保健的组合政策。对此克林顿没有提出异议。我在白宫的第一份工作，就是在医疗改革运动中充当希拉里的联络人。

我还成为了医疗改革工作组的一员，负责将政府内部与外部的人士组织起来，共同为精神保健立法而战斗。我还将外面关心精神健康问题的游说团组成了共同联盟，并最终游说成功。我还得到了机会让外界了解一些来自退伍军人管理局的特别数据，这些数据是关于退伍军人精神疾病的发病率的。

在政府部门工作的那段时间里，我一直都非常留意有关精神健康的信息。离开政府部门后，我是国家精神健康研究所顾问委员会中两位市民代表中的一位。在那份工作中，我代表的是躁郁症患者。你知道的，一个不属于医学界、国家精神健康研究所和任何医药公司的人，才是真正能代表大众的人。

我很幸运，能够拥有那么多机会帮助并影响精神卫生政策的制定和实施。在白宫的时候，我巡视过很多医科院校，走访过很多医科学生、住院实习医生以及住院医师，给他们做演讲，与他们探讨该如何对待自己的病患。因为我有一个花哨的头衔，所以他们会勉强自己来听我的讲话，如果我只是从街上溜达进去，就像大部分病患那样，我想他们是不会有耐心听我说这么多的。

离开政府后，我仍然继续干着类似的工作。孩子出生后，我做得少了一些。不过我依然没有放弃，而且发现这是我做过的工作中最有成就感的。毋庸置疑的是，当我花时间去呼吁人们关注精神健康的时候，当我告诫年轻人如何应对精神疾病的时候，当我帮助父母学会如何适应子女的精神问题的时候，我从中得到的满足感超过我所从事的其他任何工作。

鲍勃是如何战胜抑郁症的？

- 找一位能干的精神科医生开合适的药物，再找一位谈话治疗师。
- 有来自家庭和朋友的有力支持。
- 将想法从"我就是病"转变为"我生了病"。
- 保持适度运动。
- 进行自我监测，以及时发现警示信号。
- 向周围的人坦承自己的病情，所以当他的心境变得不稳定时，身边人知道该怎么做。
- 为那些患有精神疾病的人奔走呼号，让他感觉自己早年的痛苦有了新的意义。

第七章

克利夫·里奇

曾排名美国第一的网球选手

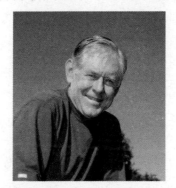

克利夫·里奇生长于得克萨斯州的一个网球世家。克利夫的父亲是一名网球教练，在 20 世纪 60 年代和 70 年代，他和姐姐南希既做过业余网球选手，又做过专业网球选手。在 20 世纪 70 年代，克利夫是美国排名第一的网球选手，获得了国际网球大奖赛的冠军，该大奖赛是世界上第一个排名赛。他还是美国戴维斯杯优胜团体中的一员，在 1970 年，他被选为团体中最有价值的运动员。在 26 年的职业赛生涯中，他赢得了 45 个锦标赛冠军，其中包括加拿大公开赛（1969 年）、南非公开赛（1972 年）、美国室内赛（1968 年）、美国泥地网球锦标赛（1966 年）。在 1970 年和 1972 年，他都打入了美国公开赛半决赛；1970 年打入了法国公开赛半决赛。

然而，尽管取得了这么显赫的成就，克利夫一直深受自我怀疑的折磨。他是网球界"坏男孩"的鼻祖，早在约翰·麦肯罗（John McEnroe）和伊利耶·纳斯塔塞（Ilie Nastase）之前就已广为人知。直到后来他才认识到，这些行为是因自己的抑郁发作才变本加厉的。在他的书《击败抑郁症：一个网球冠军平生最艰难的比赛》（*Acing Depression: A Tennis Champion's Toughest Match*）中，他详细记录了这段历程。在这本书的序言中，曾 5 次获得美国公开赛冠军的吉米·康纳斯（Jimmy Connors）这样写道："是什么让克利夫·里奇成为网球场上的那个样子？在这本书里你一定能找到答案。他的故事围绕着一个主题，那就是抑郁症——这种疾病对他个人造成了深远的影响。敢于承认自己有这种疾病的人并不多，而克利夫却赤裸裸地把这段经历坦露在世人面前，勇敢地披露了和抑郁症斗争时饱尝的种种辛酸，并将自己为了战胜抑郁症而做的种种努力坦诚相告。"克利夫现在忙于四处演讲，和人们分享自己在控制抑郁症方面的心得与体会，这种工作让他感到充实而满足。

克利夫，能说点与你的背景和童年有关的事情吗？

我出生于得克萨斯州的圣安吉洛，有一个幸福快乐的童年。童年经历中唯一有点不同寻常的地方，大概就是我在 9 岁和 10 岁的时候出现了夜惊现象。我像正常的小孩一样上床，但一个小时后，我就表现出好像醒来的样子。其实我依然在睡梦中，但是所有人都以为我醒了。那个时候，这个毛病让我变得极度焦虑。

我们全家人都把网球当作头等大事来对待。我父亲是一名网球教练，比我大 4 岁的姐姐是一名非常优秀的网球选手。当我决定要成为排名第一的网球选手时，那年我才 12 岁。这看上去让人觉得很可笑。我并不是在他人的敦促下才这样决定的，完全是我自己的想法。

有很多人都认为我的决定和父亲有关，就像假如你父亲是一名医生，他就一定会对你施压，让你也成为医生一样。但我的情况并非如此，是我自己下定决心要去打网球，而且我对这个决定很满意。我高中就辍学了，全身心地投入了网球训练中。我一直都对那些年纪比我大得多的老家伙有很强的吸引力，例如罗伊·爱默生（Roy Emerson）。共同的爱好——我们都对网球深深着迷——将我们紧紧地联系在一起。

14 岁的时候，我们搬到了达拉斯，在那儿我参加了很多次青少年锦标赛。16 岁时，我就开始参加一些成年人的大型比赛了。

你对此感觉如何？

从 13 岁开始直到 25 岁左右，我遇到的最大的情绪问题就是极度的焦虑。我被扔到了一种完全超出自己年龄层次的环境里，尽管我能够应付，但这种环境却把我置于过度焦虑的氛围中。我曾以为，这些焦虑对我来说是一种动力，只要自己做得足够好，自然就会缓解。但是，每一次我用自己的行动击退了焦虑，它很快就会咆哮着卷土重来。就这样，焦虑不断地驱使着我，逼着我表现得好一些、再好一些。

这是一把双刃剑。焦虑让我不安，但同时我又觉得它是一种动力。我感觉这种焦虑已经超出了普通人能够承受的范围，也许正是抑郁症发作的前兆。我总是觉得自己需要更加努力，仿佛自己永远也不够好。在赢得一场比赛或者锦标赛之后，我会有好几天处于一种说不出来的情绪高涨状态，但是很快又会变得低落，那种担心、害怕的感觉又回来了，因为我总是怀疑自己是否真的有足够的能力取得那些成功。

我父亲也是一个彻底的完美主义者。他总是认为，如果你足够好，那你就应该能永远立于不败之地。我知道自己已经练习得非常刻苦。我从小就被认为是非常用功的孩子，到了成年也是一样，但是，那种焦虑总是摆脱不掉，所以我总是会深深地怀疑自己还不够好。

你有机会和别人说起这些感觉吗？或许你认为这就应该是自己生活的一部分？

我向母亲吐露过心事，但还是对父亲说得更多一些。父亲同时也是我的教练，感觉不舒服的时候我会告诉他，他一直都很和蔼可亲。所以，我有一个信赖的人在身边，但这个信赖的人并不是真的理解我的状态，事实上，谁也不能。你无法完全理解另外一个人的感受，无论他们和你的关系有多亲近。不过那个时候，我的确感觉自己身边有可以倾诉心声的人。然后，在大约 21 岁的时候，我在巡回赛中感到一种前所未有的焦虑，可能就在那段时间里，我开始时不时地出现了一些轻微的抑郁症状。

现在我已经知道，我的抑郁症是从 1971 年开始的，1973—1978 年是抑郁症发作最严重的时期。在那 6 年里，我完全生活在人间地狱。

我的岳母邦妮有精神病性问题，最后死于自杀。1969 年，我感觉自己的精神状态很不稳定，曾对妻子说："不知道邦妮能不能给我推荐一个精神科医生。"我觉得自己各方面都出了问题，也认为可能应该寻求治疗，但到最后还是谁也没找。

职业运动一定很艰难吧，因为一切都取决于比赛结果。

在某些方面，你必须学会适应。我参加过世界各地举行的 500 回网球锦标赛，一共有 1500 次比赛，最后的结果不算赢，也不算输。如果选择做律师、牙医或医生当中的任何一种职业，我依然可能会患上抑郁症。因此，不能把责任算在我所从事的职业头上，尽管我的比赛结果一直都是不好不坏，尽管失败有时候会让我痛彻心扉。

我还记得，1968年在马里兰举行了一场被称为美国室内赛的锦标赛，当时我获得了冠军。没有人预料到我会赢，因为那场比赛是在非常光滑的地面上举行的，而人们给我贴的标签是"泥地网球运动员"。但我赢了，在接下来的两三天里，我欣喜若狂，情绪高涨到了极点。然后，我开始跌向谷底，在数天之内，我就感觉自己已经差不多处于抑郁的深渊了。

因为我的情绪飙升得太高了，所以接下来唯一的走势就是下降——可是下降得又有点太低了。本来，这可能是一种警示信号，但由于我的忽视，它变成了一张静静等待猎物的蜘蛛网——因为你已经习惯了倒时差，习惯了硬生生地熬过严重的感冒，甚至也习惯了挺过高烧，所以，当你开始感觉心理有什么不适时，你会依然认为这是你自己选择的游戏中必须面对的一部分，你只能努力去克服。然后，这种不适感会慢慢地酝酿、发酵，终于变成了不那么正常的焦虑或者绝对不正常的抑郁。

最后，是那种"永不言败"的运动精神帮助我度过了抑郁期，恢复了正常。如果我不痛下决心一定要闯出这片黑暗，如果我不能让自己回到更健康的生活状态，那我就是个废物。但是，这种精神有时候可能也是一种缺点，因为我不会承认自己需要帮助。

你前面提到曾和妻子有过一次谈话，你说想让她母亲给你推荐一个精神科医生。你为什么会那样说呢？

回想起来，我记得那时自己正处于极度焦虑的状态。可笑的是，如果你研究一下我在定期巡回比赛那15年的全部记录，你会发现，以成败论英雄的话，1969 年正是我职业生涯的第二个巅峰期。

是不是有点讽刺？

是的。我知道当时自己完全处于忧心忡忡的状态，甚至可能有一点抑郁。我根本无法感受到"好"或者"对"是什么。有一些比赛的结果可能很不好，我就想：你本来应该做得更好。那一年我打了太多场比赛，估计打满了 30 周，有两次几乎打遍了整个欧洲，南美、南非大概也都打遍了。这些比赛肯定会带来压力。

你当时考虑让岳母为你推荐精神科医生，是因为睡眠受到了影响吗？

我不记得自己的睡眠是不是那么早就受到了影响。对我而言，从 1973 年开始，睡眠问题才成为一个毋庸置疑的大问题。我会一直躺在那里，服用安定来帮助自己入睡，这种做法对我当时的状态来说无异于火上浇油。每天晚上我都会喝点啤酒，不过每次都只限于 4 杯。我不想第二天和宿醉较劲，不过我清楚自己有四杯酒的量并能从中得到些许快乐。喝完酒后，我就服下安定，让自己放松并尝试入睡。

有一天晚上，我服了 10 毫克安定。按计划，第二天我要迎战艾伦·史东（Alan Stone）。他一直都是我的手下败将，我感觉他肯定从没想过能打败我。那天晚上的 10 毫克安定没起作用，于是我又服了 10 毫克。

在长夜结束之前，我一共服用了 40 毫克安定。最后一次服药的时间大约是凌晨 3 点，而我上午 10 点钟的时候就有一场比赛。当我走进网球场的时候，浑身轻飘飘的，几乎感觉不到脚下的地毯。我们在室内的地毯上比赛，我感觉自己就像在酒驾一样晕晕乎乎。艾伦的水平一如既往，而我则想方设法让自己保持能轻松击败他的水准。

你是什么时候决定寻求帮助的？

就在前几年。一直都有人这样对我说："你曾经是一位著名的运动员，现在你之所以会抑郁，是因为感觉自己的时代已经过去了。"大错特错。我引以为豪并誓死捍卫的是我的技能。当我发现自己开始丧失某些技能的时候，我才产生了抑郁。我很清楚我的运动生涯正在离我远去，我努力想让它回来，但是我一直没能真正做到。

虽然我已经丧失了职业技能，但有一段时间我依然能在一些锦标赛上取得零星的胜利，依然位于世界30或40名最强运动员之列，但我毕竟从以往的十强选手之一，一路降到了不知哪个犄角旮旯，这一切的导火索就是技能的丧失。当时，我并不知道自己的抑郁症已经严重到了那样的程度。我和所有的事、所有的人都不能保持一致了，感觉自己完全脱节了。30岁的时候，我开始打高尔夫。在高级网球巡回赛中，我表现得相当不错，业余时间里还打了很多场高尔夫。这些对我的帮助都很大，在那段时间我只经历了一次真正算得上严重的抑郁发作。1989年秋天，因为抑郁症发作，我在家里待了三个月，没有寻求任何帮助。

在不能出门的那段日子里，你是完全靠自己吗？

不是，那个时候我已经和米奇结婚了。我会蜷缩在卧室里，酒也比以前喝得多了。当时的我简直就是一滩烂泥，但我就想这么耗着，等这一切自然结束。压力性事件接踵而至。一方面，大家都认为我的网球生涯就此结束了；另一方面，我的经济状况也没有预料中那么好，所以我只好把房子放在市场上出售。那时我的拇指受了伤，对自己是否还能打网球以及我喜欢的高尔夫球，心里一点底也没有。似乎就在一夜之间，我拥有的一切都失去了，而且还在不停地失去更多。那次抑郁发作持续了三四个月。

米奇的反应是什么？

她没有做任何可能会恶化问题的事情——没有试图和我争执或者喋喋不休地劝诫我，她努力让自己尽可能地善解人意。在我周围活动的时候，她甚至会踮着脚尖走路，生怕惊扰到我。我一直是一个情绪起伏、喜怒无常的人，处于抑郁状态的时候就变得更加荒唐了。

你是怎么走出来的？

我的拇指日益好转，也逐渐重新开始一些正常的活动。我估计自己能够同时打网球和高尔夫球。其他的事情也开始慢慢改变我的生活，我感觉好一些了。但是，我并没有把 1989 年的这段难熬的时光和定期巡回赛的那 6 年联系起来。我没有意识到它们是前后呼应的，都是抑郁发作，而且我属于有抑郁倾向的人群。可以说，我采取的完全是放任自流的态度，人有时候就是这样。

你是什么时候终于感到自己需要寻求帮助了？

1996 年。在此之前，我自己都能对付过去。大约在 1991 年的时候，我退出了高级网球巡回赛，那个时候我的高尔夫已经打得很不错了，足以获得受邀参加高尔夫名人巡回赛的资格。

1994 年，我的腹部开始出现问题，这让我产生了轻微的抑郁症状。那时我仍然保留着饮酒的习惯，同时还有咀嚼烟草的习惯。我母亲要求我将这两种坏习惯都戒掉，我对她的话很当真，所以，在 1994 年 7 月 26 日那天，我硬生生地将这两种习惯斩断了。

1996 年 1 月，我终于意识到自己需要寻求帮助了。我很清楚，自己需要去找一名咨询师。我是基督徒，但我不想去找一位可以提供咨询服务的牧师，我希望找一位有博士学位、能为需要帮助的人提供咨询业务、同时也是一位基督徒的咨询师。1996 年，我大约接受了 35 次咨询，从中学到了很多。就在那个时候，我了解到什么叫互相依存，懂得了父亲在我生活中扮演的角色。但是，那位咨询师只提到过一次药物治疗。到了 12 月，我能看出来这位咨询师已经技穷了，他已经不能再向我提供更多的帮助了。

后来我去见了自己的皮肤科医生哈维，他也是我的一位世交好友。我推心置腹地向他倾诉了自己的感受。我告诉他自己完全感受不到生活的任何乐趣。两天后，我妻子碰巧去那家医院，哈维告诉她和我谈过了。他还说："米奇，克利夫现在患有抑郁症，他现在想自己慢慢把伤口舔好，但我不认为他做得到。他需要服药治疗。"我居然不知道他实习的时候曾在精神病区待了整整一年。

我妻子回到家后把他的话告诉了我，我往哈维家里打了个电话，请他给我开处方，我说："我不能再任由自己这样下去了，我什么都愿意尝试。"他说："如果你能承认自己有问题，并且愿意掌握主动权，那你已经好了一半了。"

于是我接受了药物治疗，然后开始了解一切可行的治疗手段，了解什么是临床型抑郁。我读了彼得·克雷默（Peter Kramer）的书，去互联网搜索信息，所有方法都用过了。我想弄清楚我患了什么类型的抑郁症、触发诱因又是什么。我所做的这些差不多就像自我咨询一样。我还开始了解到，一直以来技能对我意味着什么；开始明白原来自己是个彻头彻尾的完美主义者。我知道自己正陷入抑郁症的麻烦中，因为不知道该如何做才能摆脱它。

1996 年 12 月，我用胶带和黑色垃圾袋把自己卧室的窗户捂得严严实实，因为我无法入睡。每到傍晚和凌晨，我就感到极度恐惧——如果你处于严重的抑郁状态，无论何时何地你都会害怕。我深信不疑地认为，无法入睡会导致我走向死亡，所以我不想知道自己处于一天中的哪个时候，就是为了能够睡着一会儿。我想让所有的时间都变成晚上，这样不管是 8 点钟、9 点钟还是 10 点钟，都不会让我感到压力了。

服药有用吗？

哈维给我开的是盐酸阿米替林，这是一种老牌的三环类抗抑郁药。这种药物让我变得更加躁动不安了，那种感觉就像肛门中被插进了一个该死的电插头。我根本搞不定这种药。于是哈维又推荐我去看心理医生，我去了，不过同时也去看了内科医生。我要求医生给我开舍曲林——对这种药我下过一番功夫去研究，他立刻给我开了药。

我通过电话和那位心理医生保持联系，每隔几天他就会问我："你感觉这个剂量怎么样？"刚开始的时候，我服药的剂量不能超过50毫克，因为这种药物引起的恶心感和其他副作用非常可怕。所以，在第一周内我只服用15~20毫克，然后一点点增加。就这样，我服药长达4个月后才看到一点效果，症状开始减轻。最终，我把服药量确定为200毫克，在过去的十三年半时间里，一直坚持着这个剂量。对我来说，这是一个奇迹。假如没有舍曲林，我不知道自己会怎么样。

除了生物上的易感性之外，你认为导致你产生抑郁症的主要因素是什么？

我确实相信自己属于在生物学上就具有抑郁倾向的那类人。现在我们都知道了，我的外祖父曾和抑郁症交过手，他用酗酒的方式来进行自我治疗。我母亲也有一点类似。所以，从遗传上看，我大概是血统太"好"了。

还有一个原因，就是我的整个家庭都对网球运动太狂热了。我们把自己完全奉献给了网球。其结果就是，每一天，甚至每一秒，我都处于一种过度紧张也过度警觉的状态中。体内的皮质醇和肾上腺素一直处于这么高的水平，再加上我的技能正日益远离我，这些因素足以打倒任何人，就算他并没有抑郁倾向。然而，我的日常生活方式就是这样，其中还包括成百上千次的倒时差。

亚瑟·阿希（Arthur Ashe）是我的好伙伴，他曾经说："我担心克利夫·里奇有一天会和他的网球技术一起燃烧殆尽。"他的话确实一语中的。我过去太紧张、亢奋了，所以真的发疯了。但总的来说，考虑到这种疾病的发展方式，如果我没有出现抑郁症，那简直就是奇迹。

在与抑郁症的对抗赛中，你认为对自己帮助最大的是什么？

我想我会在有生之年一直服用舍曲林。当然，衰老是不可避免的，但是我每天早晨还能起床，还能用一个半小时的时间慢慢喝一杯咖啡，看会儿新闻，读点东西。我还写了很多日记，这也是心理治疗的一部分。

对我来说，最好的治疗方法之一，就是满怀感恩。我离过婚，长达41年的婚姻说散就散了，而且看不到还有再婚的机会，但是我挺过来了。当身处不幸与打击中时，我把感恩当作武器来和抑郁抗衡。在过去几年，我有过这样的时候：早上醒来的时候感觉心情很不稳定——那只可恶的"黑犬"似乎就追在我屁股后面。每当这种情况发生时，我就会拿出一支笔和一张纸，开始把每一件我必须感恩的事情记下来，包括周围所有的东西——我们呼吸的空气、吃的食物、空调，凡是能想得起来的东西，我都会记。不过，到目前为止，没有哪一天我拥有足够的时间完成这张清单。

感恩有着巨大的力量。反过来说，世间并没有神奇的魔杖。我一直都跟别人讲，如果你曾深度抑郁过，再想回到健康的状态，想让自己感觉生活幸福、美好，那你必须付出非同一般的努力。处于最恶劣的状态时，我并不需要虚假的希望——只要一点点真实的希望就够了。药物很重要，但是和正确的生活方式比起来，它起的作用只有三分之一——最多有二分之一。对他人，我也尽量地保持诚实、客观，我对他们说："痊愈不容易，但绝对值得你去努力。"

维系了 41 年的婚姻，米奇和你显然共同经历了不少风雨。是什么导致了这段婚姻的破裂？

我不知道。老实说，这完全是个意外打击。我并不想离婚。直到自己被埋进坟墓的那一天，我都理解不了这段婚姻为何会这样收场。在我最难熬的时候，也就是从 1994 年到 1997 年这段时间，她表现得非常了不起。有时候我会在凌晨 3 点吵醒她，不断地哭泣，她会来到我的卧室握住我的手。那时候她在另外一个卧室休息，因为只有这样她才能消停地睡一会儿。

我真的以为，在 41 年的时间里，我们共同经历了那么多事情，她一直不离不弃地和我并肩战斗，所以我们的婚姻已经变得越来越牢固了。然而，我怎么也没想到，有一些事情却日益偏离正轨，开始朝着我从来没有预料到的方向发展。如果有人在三四年前问我，有一天我的妻子有没有可能会起诉离婚，我一定会斩钉截铁地说："不，完全不可能。"

过去两年我过得很艰难。我会时不时莫名地陷入悲痛中无法自拔，而抑郁症也在不同的时间里反复发作。这种悲伤如同丧妻之痛一样。和以往的抑郁发作相比，这种悲伤有些轻微的不同。当自己也看到了这一点，我的自我能量就不会再像严重的抑郁症发作时那样被彻底击碎以致溃不成军，因此我还能勉强控制一切。不过，终有一天，我要当着上帝的面问她："为什么？"因为我依然没有找到原因。

米奇从来不会坐下来对我说出"离婚"这个词。那一次差不多是她故意挑起争执的。我永远记得那一天：2008 年 10 月 3 日。争执的起因与我要出版的书有关，我想由网球协会来出版，因为那里是我的根。她当时表现出是我要吵架的样子，然后站起来气冲冲地冲出了家门。自那之后，我几乎就再也没有见过她。17 天后，有人把一份文件放在了我家门口。尽管我们已经在一起 41 年了，她却从来没有向我解释她为什么要这样做。

这对任何人来说都是毁灭性的打击，更别说有抑郁倾向的人了。我也经历过离婚，确实非常艰难。维系了那么长时间的婚姻却这样收场，但你并没有因此消沉，你认为原因是什么？

怎么说呢，我确实很消沉，但还没有沉到底。在最初的 6 个月内，我完全被打击蒙了，一直处于震惊状态。每一次抑郁发作的时候，我都会这样想：不管你在这场比赛中被打得有多惨，你也要一直坚持，把比分扳回来。不管处于什么样的局势下，总会有某种解决办法，即便在你觉得极度恐惧的时候也是如此。

前两年，我确实很难过。41 年啊，我真的无法理解。但是，生活就是这样，你几乎被强迫着继续前行，否则就会彻底崩溃。我经历过一些非常黑暗的时刻，因为我感受到了一些真实的恐惧：害怕最恶劣的抑郁状态会回来并持续很久很久，也许这次再也好不起来了。幸运的是，我的状态还不算太坏。我现在已经走出来很长一段时间了。

如果能回到 18 岁去看看当年的自己，你会给自己什么样的劝告或建议？

这个问题很难回答，因为我这一生最想做的事情，就是成为一名非常成功的网球运动员，这是我从幼年开始就怀有的梦想，而我已经完成了。我只想回到 1969 年，让当年的自己改变决定，因为当时我正考虑去看精神科医生，却最终没有成行。不管怎样，如果能够继续拥有成功的事业，在那个时候，我愿意做任何对我的病情有用的事情：接受心理咨和药物治疗，什么都行。如果能够重来，我不会喝酒。也许我会努力寻找另外一种安眠药，不会服用安定。

如果以前的我有现在这些知识，我会以另一种眼光来看待生活。如果当时我去寻求运动心理学家的帮助，那么在那段抑郁发作得最厉害的时期，我的状况应该会好一些。

我需要帮助，却迟迟没有得到。如果你确实出问题了，那你自己心里应该清楚才对。而我现在都不知道，是不是真的直到 42 岁我都没有彻底明白"自己有问题，需要帮助"这个事实。那个时候的我可能害怕去寻求帮助，不过现在的我已经懂得当时的自己为什么需要帮助了。

我想鼓励人们的是，你们可以寻求帮助，你们有理由心怀希望，因为痊愈是完全可能的。感谢上帝，这个年代已经有了更好的治疗手段、更多种类的治疗方法。恢复健康不是幻想，和抑郁症之间的战争是有望获胜的。

我父亲对这种疾病并没有真正的了解，但是他会在大部分早上给我打电话。每次电话一响，我就知道是父亲。那对我来说几乎意味着一切。这就是为什么每当人们问我"怎样对待一个有这种疾病的人"时我都会回答："爱他们，让他们知道，也许你并不明白什么是抑郁症，但是你一直在努力去了解，而且，只要有可能，你愿意为了他们的好转做任何事情——而且，你一定会做。"

尽量减压。尽量让睡眠充足。不要饮酒。不要服用镇静剂，例如安定。精心选择食物。为他人做点事情。要有幽默感。遵循《圣经》的告诫。但是，要记住，世上并没有治疗抑郁症的灵丹妙药。我现在正处于很不错的恢复期，但是，我称之为"恢复期"，而不是"痊愈"。

你说过，每年你要准备 12 场演讲。这些演讲对你有什么启发吗？

我曾下定决心，要让自己保持活跃，尽力去做一些很少有人去做的事情。经常有人含着眼泪走到我面前，说："我有抑郁症。"或者说："我女儿有抑郁症，谢谢你愿意站出来讨论这种疾病。"没有什么比这些更能带给我力量了。

在演讲中，我把抑郁症称为"骗子"和"恶霸"。叫它"骗子"，是因为上帝并不想让我们成为这样的病人，堕落成这般模样。抑郁症不停地在我们耳边喋喋不休："放弃吧，不值得。什么也不值得你这样活着。"不过，这是一个谎言。

抑郁症也是一个"恶霸"，因为它经常在你最虚弱的时候攻击你。但是，如果你站起来迎上去，就像我们被教育要勇敢地站出来面对校园欺凌一样，你很有可能会发现，对方并不像你想象中那样强硬和粗暴。如果你站直了，它就趴下了。

克利夫是如何战胜抑郁症的？

- 最终决定寻求医生的帮助，并找到了适合自己的药物。
- 从亲近的家人那里得到了情感支持。
- 不管发生什么，都要在生活中找到值得感恩的事情。
- 注意饮食，戒掉酒精。

第八章

詹妮弗·莫耶

走出产后精神病及抑郁症的楷模

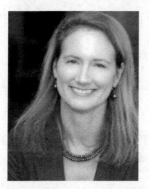

　　詹妮弗·莫耶（Jennifer Hentz Moyer）出生于宾夕法尼亚州的一个小镇，是家里 8 个子女中最小的一个。詹妮弗 4 岁的时候，父亲离家出走，由母亲一个人将她养大。她的高中是在一所天主教中学念的，在那里她碰到了后来的丈夫，彼时她正值 15 岁的青春妙龄。后来她进入了佛罗里达大西洋大学，于 1989 年拿到了市场学专业的学位顺利毕业。毕业前一年，也就是 1988 年，她结婚了，当时才 21 岁。她决定在销售领域开拓自己的事业，一开始在一家银行产权保险公司工作，后来又跳槽到医院，并一路晋升为一个职业健康项目的主管。

詹妮弗在 1995 年生下了她唯一的孩子，就在此时她离开了自己的工作岗位。在儿子 8 周大的时候，她被诊断为患有产后抑郁症和产后精神病，这是一种可能危及生命的精神疾病。最后，她的病演变成为抑郁症，开始努力在药物治疗、社会支持和适应技能等几方面寻找正确的平衡状态。

2000 年，詹妮弗加入了产后支持国际（PSI）组织，希望能够帮助那些患有产后精神病和产后抑郁症的人。后来她成为了该组织在佛罗里达西北地区的协调员。2003 年，她终于被正确地诊断为双相障碍产后发病。2006 年，在经过一番彻底的神经、心理评估后，她终于在各种药物之间找到了平衡点，这才有了现在快乐、稳定的生活。詹妮弗现在是精神健康运动的倡导者，致力于增进人们对精神健康问题的觉察和了解，推动精神疾病的预防和治疗。

詹妮弗，能说说你童年的生活吗？

我出生在宾夕法尼亚州费城郊外的一个小城镇，是家里 8 个孩子中最小的一个。谢天谢地，我母亲想要很多小孩，不然也不会有我了。我小时候性格内向羞怯，两个哥哥和五个姐姐一起保护我。在我刚到 4 岁的时候，我们的父亲就离家出走了，对这个家庭来说，无异于灭顶之灾。因为当时我太小了，所以具体情形记得不是很清楚。那时候家里最大的两个子女已经结婚了，不再和我们住在一起，但是其他几个孩子在父亲离开时都还在家里。我太年幼，不懂得大人的世界。显然，没有爸爸的家庭过得很艰难，尤其是对我母亲而言。大约从 9 岁开始，我才和父亲见面，那种感觉就像平生第一次相见似的。尽管他对我来说已经是个陌生人了，但是知道自己有爸爸还是一件让人高兴的事。就这样，我和他大约一年见一次，因为他住的地方远在佛罗里达。

在没有父亲的环境中长大是什么样的情形?

我想,对我来说没有什么不同吧。我读书的时候上的是一所天主教学校,因为那个时候离婚还不是一种普遍现象——至少在我们那个地区是如此,所以我在学校里的日子并不好过。我记得自己有时候会想:如果父亲不是那样离家出走,而是死了,可能我就不会有现在这种耻辱感了。随着我日渐长大,家里人对这件事情也不再那么讳莫如深,可以公开讨论他离家出走的事以及当时的情形了。母亲常常会追忆他离开之前的样子,她总是说他是个好男人,也是个好父亲。在回顾他离家出走的整个过程时,母亲坚信他当时发生了精神分裂。他遇见了一个女人,就跑去和人家结婚了。他和那个女人的婚姻一直持续到2008年12月他死亡的那一天。

你父亲为什么要离开,你听到的理由是什么?

我们都知道,他在和我母亲离婚之后就走了,和别人结婚了。支撑那么庞大的一个家庭快把他压垮了。那时候他在工作中承受着很多压力,而我母亲完全扑在了家庭上,对很多征兆可能都视而不见。我想对他来说,与留下来应付整个烂摊子相比,那个时候离开应该更容易一些。

你觉得学校生活怎么样?

学校是一个很好的环境。我前面说过,我很害羞,但也交了几个很亲密的朋友。15岁的时候,我还遇到了后来的丈夫迈克,这在很大程度上改变了我的生活。我母亲特别喜欢他,为了他不惜改变了"16岁前不许约会"的家规——在我离16岁还有两个月的时候,她就同意我去进行平生第一次约会。

和迈克的这段关系是怎样改变你的?

这段关系让我兴奋不已,还给了我安全感。现在回头再看,我觉得自己之所以会有那种感受，是因为在我的成长过程中，生活里一直缺乏一个男性角色，而成长总是充满迷茫和困惑的，需要一个这样的角色给我力量和指导。高中的时候，我和迈克分开过几次，但最终我们总是能再次和好如初。后来他去了本地一家公立学校，正好是我就读的这所天主教学校的竞争对手。他比我高两个年级。

你在大学里攻读的是什么专业？

头两年我攻读的专业是会计学，但我觉得太枯燥了，所以转到了市场学专业。1989 年 12 月，我从大学毕业了。我家里没几个大学毕业生，我很骄傲自己能最终完成学业。当时，家里只有两个姐姐读到大学毕业。其他的哥哥姐姐也念过大学课程，但我是 8 个人中第 3 个从大学顺利毕业的。迈克和我在 1988 年结婚，那时候我还在大学念书。

毕业以后你做过什么工作？

我在一家银行产权保险公司就职，我很喜欢那份工作。后来我又在一家医院找到了一份销售工作，对那份工作我更热爱了。在数年时间内，我一路升职，在 1995 年儿子出生前不久，我被提拔为项目主管，这是一个很棒的职位。我一直工作到儿子出生。

在生下儿子之前，你曾流产过一次，对吗？

是的。我在 1993 年小产过，这是那段时间里我经历的最令人难受的一件事。那时候我刚刚怀孕 8 周，丈夫和我告诉所有人我们要生孩子了。在我丈夫那边，这将是他们家的第一个孙辈。我知道会有流产的风险，但没想到这种事会发生自己身上，因为我母亲怀过那么多孩子都没出过事。我们努力了一年才怀上的，所以都很兴奋。然后，我就流产了。我们不得不告诉所有人孩子没了。那时经历的痛苦就像潮水一样势不可挡。

我认为，对我来说，从这次打击中走出来要比丈夫艰难得多。他也很难受，但是他能够以比我快的速度将这件事情抛在脑后，而我却被更多的负罪感折磨着。我想，很多不慎流产的女人都会有这样的感觉吧。我并没有去寻求任何支持，也没有因感到悲伤去做心理咨询。现在看来，我应该去做心理咨询，但我却咬着牙硬撑过去了。

当然，流产事件过去之后，我最想做的事情就是再次怀孕。一年后，几乎就在流产的同一天，我第一次听到了儿子的胎心跳动。因为第一次流产的教训，我在第二次怀孕时特别慎重。我不再像第一次那么兴奋了，因为我知道坏事可能会发生，我们一直等到胎儿 12 周大时才告诉别人。因为上一次的流产，这一次的感觉有了很大的不同。

有了孩子之后，你是怎么调整生活的？

儿子出生后的最初 10 天内，我累得精疲力竭，不过随着时间一周一周地过去，我开始做得越来越好。有时候我会莫名其妙地哭泣，不过这并没有让我感到意外。人们通常把这种状况称为"产后忧郁"，大约有 80% 的母亲会经历这个阶段。姐姐的鼓励帮助我度过了这个难熬的阶段，两个星期之后，我已经是个很棒的妈咪了。我和儿子之间建立了亲密的联结，哺乳也进展得很顺利。儿子出生大约 10 天后，我母亲也来了，她留下来帮助我料理家务，好让我专心照顾宝宝。在开始的 6 个星期内，我得到了很多支持。我很高兴——也许高兴得有点过头了，但当时我对此毫无察觉。

当母亲不得不离开时，我的感情很复杂。我想要她离开，因为这样我就可以自己掌控一切，但是，由于丈夫已经恢复正常工作，我知道自己只能一个人应付家里的事务了。母亲离开后，我才开始真正理解自己面对的现实。

我开始觉得孤立无援、恐惧无助。我突然感觉有什么事情就要发生在自己头上了——有人要来夺走我的宝宝。这一切都是突然发生的，我没有告诉任何人，因为当时太害怕了。我完全睡不着。在两天两夜没合眼后，到第三天晚上我已经不再相信任何人了，连我丈夫也不信，所以我不让他抱孩子。丈夫联系了我的医生，让我跟医生说话，她主动提出来我家，那个时候我认为她是唯一值得信任的人，所以我答应了。我丈夫不得不将电话从我手中拿走给她指路，因为当时我的精神完全无法集中，没法告诉她怎么到我家。我猜她打电话叫了救护车，因为很多人都朝我家赶来。我变得越来越偏执、多疑，一直紧紧抱住孩子不放。

医护人员出现了，但我不知道他们是谁，所以我认为自己的担心成真了——他们是来抢孩子的。我的医生将孩子从我手里抱走了，与此同时警察把我按在了地上。没有人给我一句解释，所以，当被带到医院时我依然认为他们要杀死我，我担心的一切就要发生了。

那个时候的我完全被恐惧压倒了，认为自己必须要保护好孩子，因为有什么东西或什么人正试图把他从我身边带走。这显然是一个错误的想法，当时不知从哪里冒出来的，就像一个咆哮的巨浪一样完全把我的脑子打晕了。在医院里，我终于被告知患有产后抑郁症。可我不认为自己患有抑郁症。我只是感觉自己有点偏执妄想、疑神疑鬼。他们给了我一些药，结果都被我冲进了马桶，因为我依然认为他们想害死我。我一心想着离开这家医院，回去给孩子喂奶，这样的话，一切都会恢复正常。

我的状态一稳定下来，他们就让我走了，连药也没开。但两周后，我的睡眠又变得混乱了。有一天，当时我们正在教堂里，我好像听到牧师在说什么关于魔鬼和牺牲的奇怪事情，在我眼前出现了两条通向圣餐台的路。这是我第一次出现幻觉，所以我又一次被送进了医院，这一次终于被正确地诊断为患有产后精神病。在某些方面，这种疾病和产后抑郁症很相似，但是更为罕见，而且可能会危及生命，要比产后抑郁症严重得多。自己身上出现的问题终于有了一个名字，这让我感觉自己还没有疯——原来我所经历的一切都是所患疾病的一部分。他们让我接受药物治疗，以帮助我稳定下来。

是抗精神病药物吗？

是的。医生也给我开了抗抑郁药，最后却以我真的变得抑郁而收场。我的精神病性症状稳定了。那是一个很能干的临床医生，他对我的药物进行了多次调整，因为我的病情在不断起伏。有时候我的情况稍有好转，然后又开始恶化。终于，在儿子大约 14 个月大时，我回到了全职工作的岗位上，因为手上的医疗费用单子已经让我们负担不起了。我们的保险并不包括我的医疗花费，因为我患的是精神疾病。在那个时候，人们还没有把精神疾病当作医疗服务的一部分，所以，经济压力成了我们的头等大事。

4 月末，我儿子生病了。每一次他生病，我都感觉自己要崩溃了，充满了负罪感，尤其是当我正埋头工作的时候。我认为如果不是自己忙于工作，他就不会生病。不管怎样，是我把他送到了托儿所，自己却待在家里。我感到异常恐慌，有一种可怕的罪恶感，害怕得要死，没有办法让自己安静地坐着。我已经处于崩溃的边缘了，如果当时手里有一把枪，我可能已经朝自己开枪了。那种感觉就像我的行为和我自己这个人是完全分离的。

我必须要睡觉，必须得到休息，必须让自己的头脑保持转动，所以我服了一些药，喝了一杯从冰箱里拿出来的陈酒。我从来不用药物来麻醉自己，只是偶尔喝点酒，所以这种行为对我来说是很罕见的。我记得自己后来做的最后一件事，就是给丈夫打电话告诉他自己所做的一切。

他火速赶回家，然后医务人员又出现了。他们把我带到了医院。其实这一切我都已经不记得了。我不记得他们给我洗胃，不记得他们怎样让我的心脏重新开始跳动。在我的生命体征稳定后，他们对我使用了电休克疗法，而我在接受治疗后就开始恶心、呕吐。我那时还不知道接受的是电休克疗法，只知道他们不断地振动我的头，让我感觉恶心不已。在那种情况下，我差不多只能任人摆布了。

离开医院后，我去和父亲住了一段时间，但是由于离开了丈夫和儿子，我又经历了一次惊恐发作。最后我被送到了另外一家医院，因为父亲的家离我原来去的那家医院有一定距离，大约要往北开一个小时的车才能到。相比之下，父亲家附近的这家医院要正向积极得多。我碰到了一位女医生，她也是一位母亲，尽管并不是产后精神病方面的专家，但是她看上去非常善解人意。我曾感受到一些医生对我的成见和轻视，但她并没有以那样的眼光看我。以前的医生试过了很多药物，但没有一样产生了长远的效果。但是现在，在我儿子大约 18 月龄时，我感觉自己看到了一丝来自隧道尽头的光亮。我并没有回到生孩子之前的正常状态，但我看到了希望。

可惜的是，在两年半的时间里，我 9 次进出医院，病情才有所好转。在儿子两岁半的时候，我终于不再一次次地复发，并开始逐渐摆脱对药物的依赖。但是，这是一个漫长而艰辛的过程。

是谁给了你希望？

就是那位我在医院里碰到的女医生和我一直在看的咨询师给了我希望。我们后来还被转介给了一位婚姻与家庭治疗师，丈夫和我一起去接受治疗，他帮助我们重新产生了家庭凝聚力。后来我又在一家心仪的公司找到了一份兼职工作，逐渐减轻了心理上的压力。此外，我儿子也开始上幼儿园，这也让我松了一口气，但是不能时时刻刻和他待在一起实在很难熬，尤其是在我努力恢复正常的时候。不能说我立刻就好转了，但是就像拼图游戏一样，我从一小片一小片开始，已经开始现出雏形了。

我知道自己正在好转，因为我又会笑了，在此之前是不会笑的。抗精神病药让人感觉麻木迟钝。这种药物有时候让我感觉恨不得从自己的躯壳里面爬出去，有时觉得自己的动作就像僵尸。我认为停止服用那些药物也有一定的帮助。

你是在什么情形下被诊断为患有双相障碍的？

1999 年，正好在我们搬家之前，那个时候儿子已经 4 岁了。当时我已经暂停了一段时间的药物治疗，而且状态保持得非常好。我们全家一起去野营，我猜大概是兴奋的旅行让我太投入了。我感觉邪恶的力量正在悄悄潜来，心里充满了恐惧，几乎无法入眠。我当时有一种很奇怪的感觉，认为自己应该去帮助别人，当我们开车经过一个破败失修的飞机场时，我让丈夫停车，因为我突然觉得必须下车去祈祷。他不想停，但是开得很慢，所以我从我们的厢式货车上跳了下去，朝着机场跑道走去。我一边祈祷一边走，把机场的跑道都走了一遍。

我看见远处的丈夫正在和什么人讲话，当我穿过跑道的时候，看见了一辆警车。这辆车跟了我一会，然后，一位警官下车朝我走了过来，他很和气地说："来吧，让我们带你去一个安全的地方。"所以，我又回到医院去了。显然，就在这个时候，一位医生第一次提出了这个想法——除了产后精神病，我还有别的问题。

回到佛罗里达后，医生给我开了心境稳定剂，但是没有一个医生直接说："你有双相障碍。"他们可能和我丈夫讨论过，但从来没和我提起过。在我们搬家前，我去见了一位医生，他建议我到了新的居住地后去找医生谈谈关于药物选择的问题。但是，依然没有人说："我们给你开这种药是因为你有双相障碍。"这又一次让我感到失望和沮丧。医学界并没有意识到，即使人们患了精神疾病，他们也是可以接受有关知识并理解自己的病情的。

搬家之后，我找了另外一位医生，他给我开了一种名叫加巴喷丁的心境稳定剂。我的状态保持得不错，就在那年下半年，我和产后支持国际组织取得了联系。我开始自学有关产后精神病及产后抑郁症的知识，想尽自己所能帮助其他人。我致电产后支持国际组织，接电话的碰巧是该组织的创始人简·霍尼科曼（Jane Honikman）。当时她正在接听热线，我告诉她自己愿意做一切力所能及的事。

我开始越来越多地参与到产后支持国际组织的工作中，后来成为该组织在佛罗里达西北地区的协调员。2001 年，得克萨斯州出了一件事情，一个名叫安德莉·亚耶特（Andrea Yates）的妇女得了产后精神病，把自己的孩子们溺死了。这件事情让我彻底惊呆了。作为亲身经历过这种疾病的人，当时我的心都碎了。这时离我当初患病已经 5 年了，我以为我们对这种病的治疗已经有了一些进步。当得知这一不幸的事件时，我觉得自己在精神上被打垮了。产后支持国际组织对亚耶特进行了援助，那也是美国对产后心境障碍的讨论开始变得更加广泛和深入的时期。

2003 年，我丈夫去了国外，那段时间我不得不又一次住进了医院。按计划他要离开 6 个星期，这也是他离家最长的一次。到他的行程快结束的时候，我不得不寻求他人的帮助，因为我实在没办法料理家务和一日三餐了。不幸的是，这时候我的病又复发了。当我带着儿子看完小儿科医生回到家，就看见我的牧师和两辆警车停在我家门前。他们说要带走我儿子，可能要对我实行"贝克法"（Baker Act）。"贝克法"是佛罗里达州的一项法律，允许当局强行将精神病患者送入医院。我并没有像别人假定的那样去杀人，也没有自杀的行为，可是警察却来到我家，强行把我铐了起来。

他们就像对待罪犯那样对待我，这让我感到怒不可遏。现在我手腕上仍然有一个伤疤，就是那时候被手铐弄的。谢天谢地，他们把我的儿子送到了一位自愿照顾他的邻居家里，所以他不需要被送到看护那里。但是我依然感到了与儿子出生后那段时间所感到的同样的恐惧。我不知道他们会怎么对待我，我认为他们正在想法伤害我。

我吓坏了，但是当时的我已经比从前有了更多的常识，所以我告诉他们："我知道自己的权利。我要求接受自愿心理评估。"但是他们不愿意听我说的任何话。我居住的地方是个很小的县，警察们在精神健康领域没有接受过多少培训或教育。后来我被送到了一个机构，和一群瘾君子及没有保险的人关在一起。

你在那里待了多久？

大约 10 天。在此期间，我丈夫回来了。"儿童和家庭"部门告诉他，如果他不签署针对我的限制令，可能会失去自己的儿子。他们并不了解精神疾病，但他们操控着整个局势。我的丈夫比任何人都更了解我以及我的病，如果他在家，这一切根本就不会发生。但是，他却按照他们的要求照办了。

2004 年 1 月，我终于见到了一位医生，他开始向我讲解双相障碍和产后精神病的知识。他给我看了一篇发表在《美国精神病学杂志》上的评论。我从那篇文章中了解到，一个患有产后精神病的妇女，不管她是否有过双相障碍的病史，都应该被当作有双相障碍来对待。如果只对她使用抗抑郁药，她就会产生更严重的循环性心境障碍——这正是我的状况。处于这种状况的妇女应该立刻使用心境稳定剂，而我是在儿子出生两年之后才开始使用心境稳定剂的。就在数月以前，我还在纽约看了一位专家，他对我的诊断结果是双相障碍产后发作。

2006 年 11 月，当我去参加一个家庭活动时，病情再次发作了。这给我带来了很大的压力，我的睡眠又紊乱了，不得不再次回到医院，不过最终的治疗结果还不错。他们对我做了彻底的神经心理评估、医学检查、睡眠障碍调查，以保证最终诊断结果的正确性。这些检查并不是最新的医学发现，所以我不明白为什么他们不早点这样做。他们给我开了一种名叫拉莫三嗪的心境稳定剂，我还服用了一段时间的克诺平，因为需要这种药物来帮助我入睡。这是三年前的事情了，打那以后我再也没有出过问题。

除了服药之外，你还通过什么方式保持稳定？

定期锻炼。我有一张非常喜欢的小型蹦床，我会尽量让自己每天都在上面锻炼一段时间。每周我还做 1~2 次的力量练习。我吃鱼油和一些我认为有用的补品，尽量只吃健康的食物。营养很重要，从有同情心的专业人士那里获得正确的心理治疗也一样重要。对我来说，有一个女性帮助者总是会更好一些，因为女人知道女人是什么样的。心理治疗一直很有用。当产生压力时，去找一个看问题更客观并且不带个人观点的人谈一谈，有时候是一个更好的选择。

精神支柱也很重要。我一直都有坚定的信仰。我现在知道，恐惧不是来自上帝，所以我的恐惧消失了。显然，我还会对某些事情产生紧张情绪，但是我不再感到恐惧了，而过去，我却受够了恐惧的滋味。

自从恢复后，上帝一直将那些我能帮助的人带到我的面前。我虽然不再是产后支持国际组织的协调员，但我一直在帮助那些有抑郁症的人。

你有没有想过自己为什么会经历这一切？

我并不认为是上帝让我经历这一切的。我想，这一切之所以会发生，也许是因为助人的能力来自于磨难。因为曾经经历的一切，我变得更坚强了，也变得更完整了。我更善解人意了，更有能力帮助他人了，而且，助人也可以帮助我进行自我疗愈。

在做产后支持国际组织的协调员的时候，每次听到一个妇女说"你是唯一一个能够理解我的经历并听我倾诉的人"时，我都有一种满足感。我知道人有时候会感觉自己很孤独。尽管我身边有一位优秀的医生，我从她那里得到了情感支持，接受了很好的心理治疗，但是，我从来没有机会和一个同样经历了产后精神病的人说说心里话，直到我加入产后支持国际组织。这种经历让我发生了巨大的改变。如果有人和你走过了同样的道路，他们就能理解你的感受。反之，如果他们从来没有感受过那种阴郁和绝望（或者狂躁），他们就永远无法真正理解你。

如果能回到怀着儿子的那个时候，你会给自己什么样的忠告？

具备了现在的知识后，我会告诉过去的自己，对生活要抱有现实的期望。你不可能面面俱到，尽管这是我们的社会大肆宣扬的观念。你不可能既是一个成功的全职人士，又是一个成功的全职母亲和妻子。我尤其要警告自己当心失眠问题，因为当初的我并不知道失眠是那么严重的问题。我还会建议自己向一位真正懂得精神疾病的人寻求帮助。如果能回到过去，我会想办法早点得到一个准确的诊断。

你怎么看待现在的生活？

我目前的生活很稳定、和谐，为了达到这个状态，我做了很多努力。一路走来，我已经明白了什么对我有用、什么对我没用。现在的我很平静，感觉很幸福。写日记也是自我疗愈过程中很重要的一部分。有时候，仅仅把想法写下来，就可以帮助我释放一些负面的东西。而今，我对自己的病有了更多的了解，也明白了一定要保护好自己的睡眠。我知道保持良好的状态有多么不容易，但这并不意味着不好的事情就不会发生，因为你无法预知将来。不过，我确实感觉一切都在朝着更好的方向发展。

詹妮弗是如何战胜抑郁症的?

- 最终得到了正确的诊断。
- 服用了正确的药物。
- 有丈夫的支持和理解。
- 保持适度运动以及合理饮食。
- 从一位女医生那里获得了情感支持。
- 从精神信仰中汲取了力量。
- 帮助他人度过同样的难关。

第九章

格雷格·蒙哥马利

美国前国家橄榄球联盟球员

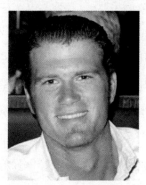

格雷格·蒙哥马利（Greg Montgomery）在美国泽西海岸长大。他从小就沉迷于体育运动，直到他的背部严重受伤。受伤后他被告知永远不能参加身体接触性运动项目了，这对他来说是个巨大的打击。但是，他很快就振作起来，并为自己设定了一个目标——成为 NFL（美国国家橄榄球联盟）的一名弃踢手，因为这个位置通常不需要身体接触。1983 年，他去了宾夕法尼亚州立大学队，之后又转战密歇根州立大学队。1988 年，他被休斯敦油工队揽入门下，在这个队效力了 6 个赛季。在油工队期间，他第一次经历了上场焦虑。1994 年，他和底特律雄狮队签约，在该队效力 1 年后，他对比赛失去了兴趣，在接下来的 1 年时间内完全退出了橄榄球运动。

1996 年，他和巴尔的摩乌鸦队签约，此后开始受重度焦虑和抑郁症的折磨。1997 年，他经历了平生第一次躁狂发作，并采用了酗酒的方式来进行自我治疗。在双相躁狂的状态下，他制订了一大堆好大喜功的计划，进行了一系列商业风险投资，其中一些并不成功。在最终戒掉酗酒习惯之前，格雷格有两三次进入康复中心。现在，他保持着健康的饮食和生活方式。此外，他还热心帮助那些同样受双相障碍困扰的人，并从中得到了巨大的满足感。

格雷格，能说说你的童年吗?

我在新泽西州的什鲁斯伯里长大，那是位于泽西海岸的一个小镇。我的家庭在当地属于中上阶层，童年过得还算安逸。我对体育运动非常积极，在整个童年时代，我的快乐几乎都来自在运动领域取得的成功。我母亲是个全职妈妈，所以家里的活计几乎都是她在做，她是整个家庭的支柱。我父亲在华尔街工作，他是一个白手起家的人，工作非常努力。他在大学的时候玩过橄榄球，所以我们之间有很多共同语言。父亲几乎满足了我作为一个小孩子的所有欲望，但是我们的家庭中始终充斥着争强好胜的气息，有时候甚至会互相挖苦和嘲讽，所以，这让我养成了非常好胜的性格，同时不是那么在乎他人的感受。

那时候你喜欢什么运动呢?

年轻的时候我玩过棒球、曲棍球、橄榄球、网球、高尔夫，也接触过篮球。曲棍球是我最擅长的运动。我喜欢竞争，喜欢那种让我心跳加速的感觉，喜欢爆发出自己的力量去和其他人对抗。在曲棍球比赛中取得的成功让我建立了强大的自信，我年纪很小的时候就是众所瞩目的人物了。

曲棍球是你最喜欢的运动吗？

是的。在整个高中时代，我参加了曲棍球、橄榄球、棒球运动，在棒球运动中，我是指定的击球手和投手，获得了一定的声望和荣誉。在橄榄球运动场上，我担任线卫和近端锋，也取得了一些成功。但是，在1982年的青少年赛季中，我的后背下方受了伤，纽约一名整形外科医生告诉我，我再也不能参加有身体接触的运动项目了。

对你来说，这肯定是非常沉重的打击。

是的，我完全被打垮了。我不得不退出曲棍球运动，趁着年纪还小重新选择未来的道路。由于不能再参加身体接触性运动项目，我决定把精力全部放在踢球和弃踢上面。从纽约回到家后，我在一张信纸上写下了自己的人生目标，那就是成为国家橄榄球联盟的一名职业运动员。我做到了。

在那段时间，你父母有没有全力支持你？

父母对我非常支持，还把我送进专门的踢球手训练营。纽约的那位医生告诉我，想要完全康复有两种选择：一是在12个月的时间里用石膏固定躯体，二是每天放学后坚持在游泳池里游几圈，通过这样的方式来恢复。我选择了游泳。母亲每天在我午休的时间来接我，送我到当地的基督教青年会练习游泳。

最后你终于以不同的身份重返赛场，对此你有什么感受？

因为赛场上位置的变化，小小年纪的我不得不面对冷眼和歧视。在大学球队和国家橄榄球联盟，弃踢手和踢球手总是被称为外围人员。我有一个线卫的灵魂，却被囚禁在一个弃踢手的躯壳里，所以，对自己在赛场上的角色本份我采取了更加积极进取的态度。作为一个完美主义者，我把全部精力集中到了对点球和弃踢的练习上。一开始的时候，我有一点感觉被孤立，但我不去理睬这种感觉，只是默默地把难受埋藏在心里。还有，适应角色的转换是个极其难熬的过程，因为我非常享受作为球队一分子的感觉，而现在，几乎是在突然之间，我却被迫扮演一个相对孤立的角色。有时候感觉真的很难受，但幸运的是我的队友们都很支持我。当我开始取得一些成绩的时候，才觉得轻松多了。

在高中阶段，你有过心境问题吗？

真的没有。在受伤后，很明显我有一些轻微的抑郁。但是，一旦我全身心地去追求成为弃踢手或踢球手的目标后，心情就轻松多了，不管是在大学队还是后来的国家橄榄球联盟中都是如此。

在宾夕法尼亚大学队的时候，你最精彩的表现是什么？

我引以为傲的是，我是宾夕法尼亚大学队历史上第一个拿到全额奖学金的弃踢手。在那里，我遇到了很多高素质的人。在大学队，我是一名开球手和候补弃踢手。但当时的我很不成熟，经常在赛场下惹麻烦。怎么说呢，可以说我在某些方面就是个惹是生非的家伙——太喜欢玩闹，喝酒太不知节制。后来我决定重新开始，就转学去了密歇根州立大学。

密歇根州立大学让你感觉更好吗？

是的，那里更适合我。我父亲也是在那里上的学。在那里我坐了一年的冷板凳，然后获得了一份奖学金。我在密歇根州立大学队的教练是乔治·珀尔斯（George Perles），他曾经是我父亲的队友，在他手底下踢球真的是一件幸运的事。我很努力，结果三次当选为"十大联盟"最佳弃踢手，两次当选为全美最佳弃踢手。当然，最精彩的部分还是当我们的球队赢得 1988 年"玫瑰碗"（Rose Bowl）比赛的时候。

你在那里的时候有过低潮吗？

有过。我会时不时地跟人扭打在一块。喝完鸡尾酒之后我就会变得有点粗暴。这肯定不是什么让我感到骄傲的事。那就是当时的一种生活方式。你知道的，拼命工作、玩命享乐。当酒精和男性激素混在一起的时候，你就容易捅篓子。

回想一下，你在大学的时候出现过任何双相障碍的症状吗？

我想应该没有吧。我是那种什么情绪都写在脸上的人。我是一个活力四射、藏都藏不住的人，为了证明自己是球队的一分子，一直都很积极主动、任劳任怨。我真的是一个很上进要强的人。我从来没有感到自己有明显的躁狂或抑郁症状。在那个时候，我也没有任何精神健康问题。

大学毕业后，你是怎么选择效力球队的？

我被休斯敦油工队招募为国家橄榄球联盟 1988 年度的第三批球员。对我来说，从大学队球员转变为职业球员不是件容易的事。职业运动员的速度要快很多，在属于自己的第一个职业赛季里，我过得有点艰难。

后来你在休斯敦油工队安定下来了吗？

是的。到第二个赛季的时候，我就完全成为一名职业球员了。但是，我的快乐建立在自己在球场上的表现上。如果哪场比赛自己表现很好，我就很开心。但是，如果表现得不理想，我就无法接受。我争强好胜的心太盛了，总是想成为最好的那一个。我对自己的表现好坏一直都感到很焦虑。每一场比赛都是这样：开始的时候，我总是很难让自己放松地投入比赛，然后随着比赛的节奏参与其中。

你是怎么克服这种焦虑的？

通过呼吸。知道自己有备而来会让我感觉好很多。但我还是不得不一直和焦虑斗争。我对付这种焦虑的办法就是完全投入比赛，将精力集中在自己的技巧上。大部分时候我都成功了，但有时候却很难。我总是想让自己表现得完美无缺，赢得教练及其他队员的尊敬。

你怎么看待在休斯敦油工队的那段日子？后来你为什么决定离开？

我在那里效力了 6 年，取得了很多成绩。在那些年里，我的得分是国家橄榄球联盟弃踢手平均成绩的 3 倍。遗憾的是，在 1994 年，我和休斯敦油工队的合同谈判破裂了，最后他们签下了另一名弃踢手。没能和油工队签下新合同是一件非常令人失望的事情。后来我和底特律雄狮队签了 1 年的合同。那个赛季结束后，我退出了。不知道为什么，就是失去了再次参加比赛的冲动。我离开赛场时是 1995 年，也就是在那个时候，我开始感到严重的焦虑和抑郁。

你寻求过帮助吗？

我不记得寻求过任何帮助。我只是自己面对，把所有的感受都放在心里。那个时候我已经完全被压力打垮了，经常用酒精和大麻来让自己好受点。我记得那时就像被困在一团迷雾中一样，找不到自己的方向。后来我在波士顿开了一家很火爆的休闲吧，名字叫"第九区"。就在那段时间，我遇见了一个女孩并陷入了情网，抑郁和焦虑的症状也减轻了，觉得终于找回了原来的自己，所以我决定重返橄榄球场。在和两个来自油工队的伙伴一起打了场高尔夫后，我在看报时发现了 1995 年弃踢手的收入行情。我和伙伴们打了个赌，说自己一定能重返赛场。不久之后，我就加入了巴尔的摩乌鸦队。

1996 年，我在巴尔的摩乌鸦队过得很愉快。但是到那个赛季快结束的时候，我的身体开始撑不住了。后背的下半部分、臀部、腿部肌肉都感到疼痛，当年下半年，我开始使用止痛药物。赛季结束后，我去了迈阿密，完全沉溺在电子音乐中。几乎是突如其来，我出现了第一次躁狂发作。

你认为是什么因素导致了躁狂发作？

赛季的压力对我造成了很大的影响。赛季结束后，我就像脱缰的野马一样完全放松了。那段时间我根本没怎么睡觉，也没有锻炼身体或者保持合理饮食。我还服用止痛药，通宵达旦地参加派对，用大麻来减轻身体的不适，还用摇头丸来做试验。所有这些都可能是导致躁狂发作的因素。我当时的想法很简单，就是想让身体的疼痛和心理上的压力都滚蛋。

躁狂发作的时候是怎样的情形？

我突然之间感觉精力百倍，就像经历了灵性觉醒一样。我再也不想打橄榄球了。信不信由你，我想用电子音乐来拯救整个世界。我想举办一个音乐节，将所有类型的文化都集中到一起，通过强调非暴力主义和人类的悲悯之心，疗愈整个世界的伤痛。我的目标和愿望肯定是过于夸大了。

你的朋友们注意到你发生改变了吗？

那是肯定的，我的朋友、家人和队友们都看到了发生在我身上的变化。第一次躁狂发作时，我认为这是一个"全新的我"。我觉得自己顿悟了。那段时间的我如同猛虎下山势不可挡。我享受着不同的投资机会，大脑不受控制地疯狂运转。我甚至想做一个IQ测试，因为感觉自己比从前聪明多了。事实上，我的头脑一直在超负荷运转。

很多人都注意到我在穿着和说话方式上和以往不同了。我又去弄了一些新的文身，还打算染头发、涂指甲。我开始和一群形形色色的欧洲人出去玩，和一个来自迈阿密的时尚造型设计师约会。带着新发现的无穷活力和精神，我傲慢地对这个社会嗤之以鼻。那种状态是什么样子的呢？就像我正在从旧我中破壳而出。我决定让那个过去的自己彻底死去，进化为一个全新的人，再也不回到从前的样子了。这一切就像一个推迟了的青春期终于来临了。不管怎样，这种状态具有灵性觉醒时的所有迹象。

那时你有什么妄想吗？

我不知道这究竟是妄想还是过于浮夸的理想。事实上，那些曾经跟我一起玩耍的人，后来确实举办了一个世界闻名的超级音乐节。那个时候我的欣快症状很严重，再也不想用橄榄球证明自己了。我放弃了橄榄球，开始计划把签约酬金要回来。

我还挥霍无度，狂热消费。我花了 15000 美元购买约翰·列侬的艺术品。这是我平生第一次经历躁狂发作，但当时我并不知道。我感觉自己就像一个 6 岁大的孩子开着一辆兰博基尼，到最后肯定会撞毁。我确实撞毁了。

你是怎么撞毁的？

有一天早上我醒来，发现所有的自信和勇气都像水蒸气一样蒸发了。我立刻问自己：哦，老天，我做了些什么？我想扮演的那个人是谁？我惊恐万状。从那一刻开始，一大片乌云就笼罩在我的头顶，不管走到哪里都摆脱不掉。

当我处于躁狂状态时，很享受别人对我的注意。人们都注意到了我的变化，我精神百倍、活力无限，感觉自己重生了。我真的一点都不觉得自己有什么问题，不过有一点夸张和过头而已。但是，当我的抑郁症占据上风时，我慌了。突然之间，我不知所措。就在那个时候，自杀的念头开始悄悄潜入。

当你感觉崩溃时，有没有向他人求助？

有。在向训练营报告前，我的饮食和睡眠都出现了问题，人也消瘦了不少。我的队友和教练都很担心我。那种情况很可怕。就在一次季前赛开始前，我经历了一次惊恐发作。我连橄榄球都接不住了，无法集中精力，还出现了管状视野症状。但是，我不得不去球场上参加比赛。医生给我开了安定，帮助我克服这些症状。事实上，我的比赛成绩相当好。但那是一段非常吓人的经历，因为我一直在发抖，甚至感觉不到双手的存在。我真真切切地感到死亡就要来临了。

后来你去看医生了吗？

看了。他们请来了一位精神科医生，给我开了一些药。事实上，其中的一种药物让我的躁狂再次发作了，所以他们最终确定我患有双相障碍。那是我第一次尝试用不同的精神病药物来改变现状。

在接受药物治疗期间还要参加高水平的职业球赛，肯定非常困难。

简直就是一团糟——那是我身在地狱的一年。我只能竭尽全力应付那种局面。我不得不每天都和沉重的压力对抗。在熬过了 1997 年赛季后，我重新审视并整肃了自己的行为。我戒了酒，不再吸食大麻，将自己的身体状况保持得很好，并兴奋地期待着即将来临的 1998 年赛季。在 5 月的小型训练营结束之后，他们要求我去球场上为巴尔的摩乌鸦队拍一部广告片。我的镜头是用弃踢手的脚法将橄榄球从地上踢出，而我却不小心踢到了摄像机。我的脚有两处断裂，两个月之内不能上场。我很失望，但依然保持乐观。7 月的时候，我去了训练营，下决心要走出这次受伤带来的影响。那次季前赛我的表现很好，尽管我的脚断裂了。不幸的是，我被乌鸦队裁掉了，那也是我的职业球员生涯的结束。

但是，橄榄球几乎就是你的全部。被球队裁掉之后又发生了什么？

由于管理不善，我在休斯敦的休闲吧被迫转让了。1997 年，我投资了一家唱片公司，想进入音乐产业。除了电子音乐之外，我还打造了一支乐队，发行他们的 CD，举办音乐会。我涉足了很多不同类型的商业领域。我只能尽力从职业球员向一名普通人转变。对我来说，做一个平凡的普通市民太难了。我不断努力地寻找自己，回首那段时光时我才明白，那时的自己已经迷失了。

那时候你的心境还受自己控制吗？

从某种程度上说，我的心境还是受自己控制的。我又开始用酒精和大麻来麻醉自己。现在看来这些根本没用，但是在那个时候似乎真的有点效果。当双相障碍发作时，酒精和毒品一开始会有点用处，但后来就无效了。当我处于抑郁状态的时候，除了待在家里什么也不干。不过到最后，这种循环终究会被打破，我又能钻出来透口气了。此外，我的风流韵事也一直不断。2000 年，毒品和酒精把我送进了康复中心。前几年，医生告诉我，我的心境障碍可能是在为国家橄榄球联盟效力的那段时间里所受到的巨大压力和脑震荡引发的。

是什么直接导致你进入康复中心？

我吸的毒品太多了，参加的狂欢派对也太多了。我想用烂醉如泥来驱散疼痛，但那种做法简直是隔靴搔痒。对我来说，吸毒并不像酗酒那样会成瘾。吸毒和我的抑郁症有很大关系。我一直在想自己的橄榄球生涯是如何结束的，总是怀着重返赛场的美好愿望。橄榄球运动就是我满足自我需求、让我感觉完整的方式。它是这个世界上唯一一件我真正懂得怎样才能干好的事情。

康复中心对你有帮助吗？

有。我对自己了解得更多了，找到了很多自己应该努力去做的事情。离开康复中心后，我保持了大约一年半的清醒状态。

你是怎么做到的？

我选择完全戒绝酒精和毒品。那时候，我还很认真地参加了"十二步骤"项目。相比一对一的心理咨询，我更喜欢团体项目，因为在团体中你有机会帮助他人。永不放弃是一种内在的毅力，或者叫自我意志力。我的家人一直都很支持我，大部分家庭成员都是滴酒不沾的，我姐姐在 25 年的时间里一直没有喝酒，我的父母也都戒了酒。我父亲和我是同时戒酒的，我对他说："如果我要戒酒，你也该戒了。"他同意了。

接下来又发生了什么？

我搬到了路易斯安那州的巴吞鲁日，在那里担任路易斯安那州立大学的踢球手教练。我发明了"套拉"技巧，也就是我目前正在传授的技巧。在一个名叫唐尼·琼斯（Donnie Jones）的运动员身上，我这种技巧取得了不少成功。这名运动员目前正效力于休斯敦得克萨斯人球队。

在橄榄球的边缘领域工作，对你来说是一种很好的替代方式吗？这种乐趣是否和自己上场比赛一样，或者没那么多？

这就是一种业余客串，但我确实很享受这个过程。看到孩子们胜出，总是能让我感觉良好。遗憾的是，我依然感到有一种想用酒精、毒品进行自我治疗的冲动。我努力想激活过去的荣耀，点燃对往事的怀念，而这样做的时候就离不开饮酒。在我踢橄榄球的那段日子里，饮酒是每个人都在做的事情，那就是橄榄球文化的一部分。显然，我依然在设法找到自己。我在 2004 年被控酒驾，但我依然没有从中吸取教训，因为在那次事件之后，我只是很短暂地戒了一段时间的酒。

2005 年，我和一位从密歇根来的朋友一起从事抵押业务，并持续了大约四年半的时间。那是我离开橄榄球队后的第一份正经工作。我们的工作就是接电话和接受抵押申请。那是一份相当简单的工作，我的伙伴总是不厌其烦地给我找来很多人，这些人帮助我打发了一个又一个白天。我很幸运，这绝对是非常有意的安排。

你喜欢那份工作吗？

是的。在那个时候，抵押业务对我大有好处。我喜欢和我一起工作的人。如果压力大到让我崩溃，我也可以选择离开那份工作回家躺下。老板人很好，给了我很多支持。有薪水拿是件开心的事，但我依然得应付自己的抑郁和焦虑。我并没有把诊断结果太当一回事，因为那时我每个星期仍然要喝好几次酒。

那家公司在 2009 年停业了。从那以后，我继续经营自己的教练和顾问公司，与不少客户的合作都取得了成功。但在此期间，我又开始出现了躁狂症状，做了一些非常草率的决定，比如和国家橄榄球联盟一起开发我的 401（k）①。现在想来，那大概算不上什么好主意。我当时有大把大把的药要吃，还必须应付体重大幅增加、便秘、注意力难以集中等问题。也就是在那个时候，我开始研究我服用的一些药物。

现在回头看，你觉得哪些事情可以让自己保持良好状态？

我意识到确实应该好好照顾自己了。我开始注意饮食，保证只吃健康食

---

① 401（k）的名称取自美国 1978 年《国内收入法》中的 section 401K 条款。它是美国的一种特殊的退休储蓄计划，其深受欢迎的原因是可以享受税收优惠。——中译者注。

品，因为我相信在垃圾食品和转基因食品中有很多毒素；保持充足的睡眠；保证每天都锻炼身体。与此同时，我用大量的时间进行祈祷和冥想。

现在，我还阅读了很多书籍。我把关注点放在帮助那些与我有共同经历的人应对自己的疾病上。我曾经数次玩火，到最后才意识到火真的很烫手。我不能再用以毒攻毒的办法进行自我治疗了。我已经认识到，在循环性心境障碍发作时，必须正确识别障碍的类别并寻求正确的治疗方法。不管是抑郁状态还是轻躁狂状态，我都不能掉以轻心，一定要好好照顾自己。

近来，我对生命灵性的一面做了一些深入的探索。我非常清醒冷静地做出了一个决定，就是要重新审视、修补自己的生活和价值观。过去，我是一个彻底的物质主义者，追求的一直是外界带来的表面的快乐，耽溺于各种感官享受。我现在已经明白，金钱、权势、性这些东西都是转瞬即逝的。我应该向自己的内部世界探索，找到心灵的平静和喜乐。如果我们关注此刻、活在当下，就会发现它们一直都在那里。但是，如果我们总是不断地重复过去、考虑将来，我们就不能享受此刻。所以，活在当下，享受生活的每时每刻、每分每秒，这就是我用来对付负面想法的绝招。

我最近开始想遗产的问题，考虑应该捐赠些什么给他人。很多人问我，如果可能，我是否想过一种不一样的人生。我的回答一定是"不"，因为如果我改变了什么，现在的我就不存在于这个时空了。为了成为今天的这个我，我必须去经历人生中所有的起伏、快乐和伤悲。现在，我会和他人一起分享我的憧憬和体会，帮助他们避免那些曾存在于我和自己的家人、朋友之间的冲突。

对那些与家人有矛盾的人，你会说些什么呢？

我会努力敦促他们将注意力集中在坦诚的沟通、积极的倾听和主动的行为改变上。对任何人来说改变都不容易。我确实相信家庭系统是导致双相障碍的一部分原因，调整、改变这种家庭系统需要得到全体成员的支持。对我来说，加入"大家都克制"（Everyone Remains In Control）项目是一件很有意义的事，这个项目提供工作坊，以帮助那些精神状态有问题的人与他们的家人相处得更好。其主要工作就是发掘一些有用的方法促进家庭内部的有效沟通，让患者和家庭成员顺利地度过每一天。

你提到了活在当下与正念的重要性。你是怎么让自己活在当下的？

埃克哈特·托利（Eckhart Tolle）写的《当下的力量》（*The Power of Now*）我读过很多遍。我让自己活在当下的方法就是努力地将周围的一切都记录下来。我开始练习呼吸，试着将注意力完全集中在一呼一吸之间的那时那刻。如果有与过去相关的念头或者对未来的一丝想象出现在脑海里，我就会大声地对自己说"停下来"。这种方法帮助我掐断了那些过于活跃的念头。不过，最本质的东西还是全心关注当前的时刻，享受和身边的人相处的时光以及自己的一切活动。我的故事想要表达的寓意就是，我们真正拥有的一切，都只存在于当下这一刻。

如果能回到过去给 18 岁的自己一个忠告，你会说什么？

我最重要的忠告大概就是一定要远离毒品和酒精。我还会告诫自己去欣赏周围的每一个人，不要评头论足、妄下判断，而是接纳他们本来的样子，试着像爱自己的家人那样给予他人无条件的爱。我们真正能影响和改变的就是自己，因此，要努力成为一个最有用、最有创造性的人。

除了《当下的力量》，还有什么书对你产生了重大的影响？

小肯·凯斯（Ken Keyes Jr.）的《高等意识手册》（*The Handbook to*

Higher Consciousness），能够推动我们的意识从低等状态向高等状态前进。低等的意识状态是感觉、动力与安全感的中心，也就是我们心中所有以自我为基础的欲望。我读过的大部分书籍都是关于正念和活在当下的。那确实是人生最终极的目标。我还相信物以类聚，最近很喜欢看《吸引力法则》（*The Law of Attraction*）、《少有人走的路》（*The Road Less Traveled*）——一本有关爱、传统价值和灵性成长的心理学著作。我还喜欢韦恩·戴尔（Wayne Dyer）的《改变思想，改变生活》（*Change Your Thoughts, Change Your Life*）。这本书我每天早上都会阅读，它提出了一些促进心理健康的准则，并告诉我们如何对他人充满同情——接纳他人原本的模样，不要试图改变他们，那正是我在这么多年里所犯下的主要错误之一。

还有什么我们没有讨论到但你想补充的内容吗？

我必须补充的是，走到现在这个人生阶段，我已经认识到帮助他人、避免自私有多么重要。我已经有一年多的时间滴酒不沾，也很珍惜和朋友及家人相处的这段时光。对我来说，这是一段漫长而艰辛的道路。对来自亲密的朋友和家人的支持，我无法形容自己有多么感恩。生活就像一片充满暗礁的海面，我每天都非常努力，好让自己顺利地航行在暗礁之间。对我来说，与"大家都克制"工作坊的合作，以及为其他有双相障碍的人提供力所能及的帮助，是一个很有成效的治疗方法。最近，我还参与了一个设在科罗拉多州的马术治疗项目，帮助那些有自闭症的孩子。这段经历教会我很多，让我明白了自己有多么幸运。最后我想说的是，生活就是不断地给予和回报。

格雷格是如何战胜抑郁症的?

- 戒断酒精和非法毒品。
- 参加互助小组。
- 阅读励志书籍。
- 练习正念和冥想。
- 定期锻炼身体。
- 来自家庭和朋友的支持。

第十章

我是如何战胜抑郁症的

在第四次试图自杀失败后，我在塔里梅奥医院的精神病区待了大约 6 个星期，这家医院坐落在我父母家以北约 40 分钟车程处。由于经过 20 次药物治疗后我的病情仍没有多大起色，临床治疗小组决定将精力集中在心理疗法上。在接下来的日子里，我每天都会和一位心理学家见面，他向我介绍了"正念"。正念主要强调"活在当下"的重要性，它要传达的核心信息就是：很多心理上的痛苦都来自对过去的沉湎或对未来的焦虑。正念这一理念很有道理，但我发现要想真的应用于自己身上却很难——因为那个时候，我的内心依然被完全的黑暗和抑郁笼罩着。我们决定试着停止所有药物治疗，让我的身心系统有机会进行一次彻底的清理。

在住院期间，我的情况有了一些改善，但并不是特别明显。由于此前的心理治疗尝试并没有产生期望的效果，我又回到了药物治疗的老路上，并离开医院回到了父母身边。但是，尽管再次开始服用抗抑郁药，我依然被恐惧、绝望的感觉压得喘不过气来，自杀的念头也卷土重来，怎么也挥之不去。

我在医院里遇见的那位心理学家离开了。我妹妹琳恩从悉尼赶过来看我，她想帮我找一个合适的新治疗师。结果证明，想在福斯特找到一位心理治疗师比我们想象的要困难很多，需要打无数个电话，费尽周折。

最后我们选择了一位心理学家，他每周会从悉尼到本地出诊两次。在接下来的几个月，我一直接受他的治疗，但是，那种阴郁、绝望的感觉依然无处不在，还伴随着内心深处潜藏的焦虑，我担心自己会再次动摇。时间一周一周地过去了，在那段时间里，父母对我的支持和鼓励从未间断，但是，福斯特从来没有给我一种是"自己家"的感受。我每隔两周去悉尼探望孩子们一次，要隔这么长的时间才能看到他们，让我感觉异常难熬。终于，我下定决心搬回悉尼居住。

我搬进了一套离孩子们不远的小公寓，这样我就可以经常看见他们了。我还慢慢地和从前的那些朋友恢复了联系。后来我开始在"新南威尔士志愿者协会"做一些志愿者工作，负责和人谈话并帮助他们在非盈利组织内找到适合的志愿者工作。我以前在职的时候就担任过招募工作，所以这份志愿者工作让我有机会利用自己从前的技能来做一些对社会有益的事情。这份工作对我很有好处，因为它可以帮助我和其他人进行交流、互动，使我不再沉溺于个人思绪中。我还近距离地观察到，工作和自愿付出是如何帮助人们提高他们的自尊、自信的。

再回悬崖边缘

尽管我的社会功能似乎正处于正常状态，但我对前景的悲观却依然如故，焦虑感卷土重来，甚至开始愈演愈烈。可我并没有认识到问题的严重性，重新陷入了失眠和精力透支的怪圈，又回到了那种绝望到极点的抑郁阶段。我感觉自己再度失控了。我的医生费希尔大夫认为，我应该到北方诊所登记入院，这是位于悉尼北部的一家精神病诊所。

我在北方诊所待了 9 个星期，再次尝试了一些新的药物，还加入了一个团体治疗小组。因为我的状况没有任何起色，医院对我采用了一系列电休克疗法，这让我的短期记忆出现了严重问题。

在北方诊所待了一段时间后，我的大部分潜在焦虑已经消失了，但仍然感觉抑郁。我感觉自己的状态已经恢复到可以出院的程度了，但离康复还有很远的距离。回到家后，由于离开了诊所那种精心组织、日程紧凑的时间安排，我发现自己手头有大把大把的时间无处消磨。幸运的是，诊所向已出院的患者提供了一个为时 18 周的心境障碍治疗项目，于是我就开始了自己的体验之旅。这是一个团体项目，在两位心理学家的带领下进行，大家每周聚会 2 次。在经历了医院那种严谨的组织化管理后，这种定期举行的聚会确实让人觉得轻松很多。

这个项目主要是进行团体治疗，也鼓励参与者在诸多生活领域内为自己制订每周的目标，这些领域包括学习、休闲、精神层面、健康、伴侣关系、家庭、朋友及职业等。我们必须将自己的目标写下来，并安排好时间，然后在接下来的一周内完成它们。此外，我们还必须向整个团体汇报自己的执行情况，是否按照安排完成了目标。这强化了我们每个人的责任感。

我发现这种为自己制订目标的方法非常有帮助。过去，在工作以及自己的职业规划中，我都为自己制订了大量的目标，不过我发现，为生活的每个方面都设定一个目标，能够让我更全面、更整体化地去思考自己的人生。每次当我回顾刚刚过去的一周，看到自己设定的每一个目标都已达成，都有一种特别的成就感。

就在这个时候，一个老朋友来找我。她有着和我类似的精神问题，对我正在承受的一切深表同情。我们开始了恋爱关系，这段关系抚平了我的孤独寂寞，让我重新获得了自信。

发现自我需要

随着时间流逝，我渐渐发现，我在生活中苦苦追寻的就是三种品质：活力（vitality）、亲密（intimacy）、成就（prosperity），简称 VIP。活力代表我个人的健康和幸福，亲密代表真诚可靠的关系，成就象征我的职业和对世界的贡献。

如果在我出现心境障碍之前，你问我这些品质是否很重要，我也会毫不迟疑地给出肯定的答复。不过，回首过往，我发现，如果这三种品质发生冲突，我过去的选择通常是把工作（成就）放在健康（活力）和关系（亲密）的前面。所以，后来的我决定把活力列为首选项，亲密排在第二位，成就放在第三位。在每个领域，我都为自己设定了目标；每个星期天，我都会回顾、检查一下前一周设定的目标，再列出下一周要实现的目标。

心境的改善是一点一点逐渐获得的，但肯定是沿着正确的方向在前进。我还是会在某个清晨发现自己鼓不起勇气也打不起精神起床，但是，因为制订了短期目标，让我感觉生活有了方向和意义，所以尽管有各种不适感，我依然能够让自己动起来。

考虑药物治疗

我继续进行药物治疗，这些药是我让精神科医生开的，因为我相信在自己的抑郁症中有生物性因素。我很庆幸自己能遇到费希尔医生，他总是能够保持冷静的头脑，即使在我处于严重危机的时候依然如此。我觉得，他给予我的那种安心和希望，是比药物更有价值的东西。

很难确切地搞清楚药物在我的恢复中究竟扮演了什么角色。在病情发作的急性期，药物肯定起着至关重要的作用，在度过那么多瞪着天花板发呆的不眠之夜后，药物能让我沉睡一晚——这对我来说不啻为上帝的恩赐。但药物对我心境的缓和究竟有多大贡献呢？我不能确定。在那段时间里，我的思维非常缓慢迟钝，我不知道这究竟是缘于抑郁还是应该归于药物的副作用，或许是这两者结合起来导致的。此外，抗抑郁药也对我的性欲产生了反作用。

不过有一点我确定无疑地知道：如果单纯地依赖药物，我是绝对不可能获得持久的康复的。药物治疗最大的缺憾就是伴随着太多的反复试验和失败。在亲身试验了 23 种不同的药物后，我最终得出的结论是，药物可以缓解症状，但它们不是通向长期康复的钥匙。

我的"成长路线图"

经过无数次跌倒、探索和反复试验，在感觉自己恢复正常 3 年后，我总结创造出一个模型，用来帮助自己变得越来越健康。我把这个模型称为"成长路线图"。我把它放在下面，以帮助读者了解让我的病情好转的真正因素是什么。

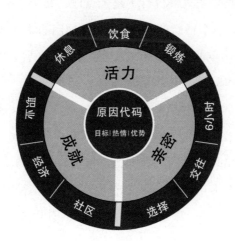

活力

在我的模型中，活力包括锻炼、营养、冥想、药物治疗、休闲、娱乐、睡眠。因为活力是我的优先选项，所以每周我首先安排的就是那些能够促发生机和活力的活动。我下决心每天至少要坚持散步 30 分钟，每周 6 天。过去，我每周抽出 4 天外出散步，但是，那种活动量不足以改变我的生活方式。正如读者从本书所披露的访谈中了解到的，很多人都发现锻炼对改善抑郁起着非常重要的作用，不过，当一个人处于抑郁状态时，激发锻炼的动力决非易事。在第十一章中，我会就这方面提供一些小窍门。

想要获得持久的改变，将这些行为固定为日常的例行事项是通向成功的钥匙——对此我深信不疑。在吉姆·勒尔（Jim Loehr）和托尼·施瓦兹（Tony Schwartz）合著的《完美承诺的力量》（*The Power of Full Engagement*）一书中，我们可以找到有力的佐证。现在，我的每一天都是以冥想和散步开始的。这种方式能让我集中注意力，从而顺利地开始新的一天。

有一天，我很偶然地在《国家地理》杂志上看到一篇文章，这篇文章对三种文化背景下最长寿的人群进行了逐个点评，其中包括日本冲绳岛上的居民。这些居民保持着积极活跃的生活方式，在他们的饮食结构中，蔬菜、水果、坚果以及谷物占的比重非常大（85%），紧接着是一些鱼类（10%），只有极少量的肉类、蛋类和奶制品（5%）。

墨尔本迪肯大学的菲利斯·杰卡（Felice Jacka）和她的同事们进行了一项非常有意思的研究。他们发现，通过保证青少年的饮食含有充足的营养，就有可能防止他们出现抑郁症，此外，这种精心搭配的饮食还有助于治疗青少年的抑郁症状。杰卡指出，有四分之三的终身性精神障碍都是在青春期或者成年早期出现的；英国一项最新的调查表明，有超过 22% 的处于 13~18 岁年龄段的青少年已经出现过一次明显的临床性精神问题。

杰卡的团队发现，健康的饮食预示着更健康的精神状态。他们对健康饮食的定义是：食谱中的重点是水果和蔬菜，每天应该摄取两份（一份指供一人一顿食用的分量）或更多水果、四份或更多蔬菜。此外，在最佳饮食搭配食谱中，应把加工食品——薯片、油炸食品、巧克力、糖果以及冰淇淋等——排除在外。让人高兴的是，即便是如《美国精神病学杂志》这样保守的刊物，也在 2010 年 3 月的那期社论中得出结论称："对个人或群体进行饮食干预可减少精神障碍的发生率，这一结论既令人信服又让人敬畏。"

以《国家地理》杂志上的那篇文章为基础，我改变了自己的饮食搭配，增加了更多的水果、蔬菜和鱼类。我还开始服用鱼油补充剂，因为研究人员认为吃鱼有助于减少抑郁症的发生率。这些饮食方法和日常锻炼结合起来，似乎让我的活力水平改善了不少。不仅如此，在 4 个月的时间里，我的心境也慢慢有了改善，如果以 10 分为满分的话，我的得分从 2 分上升为了 4 分。

良好的休息状态不仅包括高质量的睡眠，还包括放下执念后的那种释然状态。对很多有抑郁症的人而言，一晚安睡简直是奢望——获得一整晚高质量的睡眠如同按下了重启键。从健康、记忆力、外在形象、幸福感的角度考虑，绝大多数人都需要保证每晚 7~8 小时的睡眠时间，如此才能达到最理想的状态。

就在我开始感觉有一点好转的时候，有一位朋友向我提起她学过的冥想课程，这个课程由布拉玛·库马利斯（Brahma Kumaris）提供——一个源于印度的修行团体，他们在捐赠的基础上提供冥想指导。这其实是一种睁着眼睛进行的冥想，一开始要跟着指导语进行。我参加了一个课程，感觉受益匪浅，所以现在我每天要进行两次冥想：早上一次，晚上一次，几乎每天都坚持着。随着不间断的练习，我体验到了一种很久未曾感受到的平静和自爱，还感应到了自己具有的内在智慧——冥想帮助我开发出了这种智慧。

我必须指出的一点是，在我处于深度抑郁状态的时候也尝试过冥想，但没有取得成功。不知道为什么，就是无法体会到它带来的好处。不过，锻炼身体所带来的轻微心境改善似乎让冥想练习变得更容易了。经常有人告诉我，他们试着练习冥想却没什么用处。我对他们的忠告是，去当地的图书馆找一些有关冥想的 CD，看看是否能发现适合自己的冥想风格。与任何一门新的技能一样，随着不断的练习，冥想会变得容易起来，而且，它绝对值得人投入时间和精力。

给自己安排一些娱乐活动也很重要，所以我开始打高尔夫，比以往更频繁地进出电影院。随着我的健康状态进一步改善，我开始打造一个巴厘岛风格的小花园，并从中得到了很多乐趣和满足。园艺活动帮助我更深刻地体会到当下的每时每刻，对植物生长的观察让我从中获得了诸多生活感悟，这些对我的康复起着重要的作用。

此外，随着我对待生活的态度和方式更趋整体、全面，我发现，在努力改善自己的身体和精神健康状态的同时，我对身边的亲朋好友也付出得更多了。

亲密

在我的疗愈模型中，我把亲密定义为与伴侣、家人、亲密朋友、工作同事以及互助小组成员之间进行的真诚、快乐、可靠的互动。我想拥有真实可靠的关系，告别装模作样的面具和盲目乐观的否认。我希望自己不仅能对家人和朋友真心奉献，对工作伙伴也一样诚恳热情。

盖洛普在 2009 年对 14 万人进行了一项民意调查，结果显示，每天平均花 6 个小时用于社会交往的人的幸福感最高。在这 6 个小时内进行的社交活动包括与工作伙伴沟通、与家人交流、与朋友聊天、电话联系、发电子邮件、通过社会化媒体进行互动等。根据这个调查结果，我把与家人及朋友的见面和交流放在每周安排的第一位，尽量不隐瞒自己的所有感受。当你感觉自己正在不断进步的时候，实话实说是件相对轻松的事，但如果正遭遇挫败呢？我也一样会让所爱的人知道真相。如果一个人是自杀未遂的幸存者，在关心你的朋友、家人面前掩盖自己的困境是不太合适的。

我还发现，我远比从前更能体会他人的感受和需求了，这也让我从个人的那些小心思、小情绪中跳了出来。能够拥有这样一个关系亲密且对我充满支持的大家庭，我觉得自己真的是无以伦比的幸运，因为我知道并不是所有人都有这样的好运气。如果在现实生活中你没有这样的情感支持，我将会在第十一章中向你提供一些如何从别处寻求支持的建议。

我还决定重新找回和精神健康互助小组的联系。这些互助小组的好处就在于，你无需向大家解释什么是抑郁症、抑郁症又是如何严重影响自己的生活的。因为小组成员也有类似的问题，所以他们的同情是最直接、最真切的，而在没有聚会的日子里，成员之间也会经常打电话互相鼓励和支持。后来我还承担起了组建本地互助小组的责任，这份责任进一步增加了我的自信。倘若人与人之间有足够的信任，彼此分享和互相帮助是可能的。事实上，在我的小组中有很多成员都公开说过，来自小组成员的支持和彼此间的责任感是他们获得康复的主要原因（想进一步了解如何找到并选择合适的互助小组，请参阅第十一章）。

我一直都对与人分享自己的情感怀有强烈的恐惧，我也知道正是这种抗拒导致了诸多问题，不过，我一直在努力改变。我和儿子一起参加了一个名叫"路基"（Pathways Foundation）的夏令营——一个为父亲和青春期儿子设立的项目，借用了一些在土著文化群体中常见的成人庆祝仪式。这个项目具有非常强大的力量，因为它鼓励成员分享自己的个人经历和体会，所以能迅速地在参与者之间建立信任。很多父亲都说，这种在男人之间进行的坦诚而真挚的分享让自己获益良多。

我开始寻找几位多年没有联系过的亲密朋友——包括我 4 岁时最好的朋友。让我不敢相信的是，我们那么快就重新点燃了昔日的友情，当聊起在 4 岁时共度的美好时光时，彼此都忍不住开怀大笑。最近，我读了一本名叫《临终者的五大人生憾事》（*The Top Five Regrets of the Dying*）的书，其中说道，人们一生中最遗憾的事情之一就是没有和朋友们保持联系。我认为男人尤其容易犯这样的错误，他们总是会在不经意间将重要的友情遗落在前进的道路上，让单调的工作、个人的小家庭和繁忙的生活取而代之。把重要的人际关系放在首要的位置，这种做法也帮助我增加了自信——我的付出越多，收获也就越多。

很多人会定期与心理咨询师或治疗师见面，并从中获得了很多领悟。正如你将在第十一章中看到的，我调查过的很多人都发现，他们从心理咨询师那里获得的情感支持和安慰对最终的康复必不可少，其作用要大于他们接受的实际治疗。

成就

在我的成长路线图中，第三个重要的因素就是成就，我对此的解释是，一定要在精神上获得充分的满足，不能感觉贫乏。对我而言，成就与我的事业及对世界的贡献有关。能让我体会到成就感的唯一方式，就是去做一些自己完全乐在其中且充满激情的事情。在我的职业生涯中，我曾在销售、市场与人力资源领域工作过。尽管我确实很喜欢这些社会角色的某些方面，但我相信它们带给我的压力与我的疾病有很大的关系。

初入职场的时候，我的工作就是招募新人以及帮助那些失业者再就业。我坚信，一份让人充满成就感的工作的必不可少的组成部分，就是能够让你发现并打造自己的优势。我之所以会有这样的看法，是受到了马丁·塞利格曼（Martin Seligman）发起的"积极心理学运动"的深刻影响。马丁·塞利格曼在2002年出版的《真实的幸福》（*Authentic Happiness*）以及在2011年出版的《持续的幸福》（*Flourish*）两本书，让积极心理学变得广为人知。在积极心理学确定的24种性格优势中，我的五大优势是：灵性（spirituality）、好奇心（curiosity）、公正（fairness）、热情（zest）、感恩心（gratitude）。

来自盖洛普组织的马库斯·白金汉（Marcus Buckingham）和汤姆·雷斯（Tom Rath）在他们所著的《杰出者》（*Stand Out*）及《优势识别器2.0》（*Strengths Finder* 2.0）两本书中，也对性格优势进行了全面、具体的阐述。按照他们的标准，我的五大盖洛普优势是：连通性（connectedness）、开发者（developer）、学习者（learner）、利益最大化者（maximizer）、积极性（positivity）。与积极心理学比起来，他们的评估标准和所使用的语言都更职业化，当然，这两种方法都是很有价值的。知道自己的优势所在，可以帮助你锁定那些能够开发出自身潜力的职业。

在知道了自己所具有的优势后，我考虑了一下成为商业教练的可能性，但是，在经过一番探究后我认识到，有一件事情能激发我更强烈的热情：以其他人真实的人生经历为基础，写一本有关人们如何战胜逆境与抑郁症的书。这件事情能够带给我更清楚有力的目标感，帮助我更大程度地利用自己青睐的那些技巧。感谢上帝，我做出了这样的决定，因为在我做过的所有事情中，这件事最有意义、最让我感到快乐和满足。

在与成就感有关的精神层面的充实上，我还做了一件事：承诺将自己财政收入或者时间的 10% 奉献给精神健康运动团体。

坚持脚下的路

让生活围绕着这三个优先级——活力、亲密、成就——进行，能够帮助我将关注点放在更明确、具体、积极和肯定的结果上，而不是总是系念"我想摆脱抑郁症"，这对我最终的康复起到了非常显著的作用。关于"目标设定"的深入研究也强调，关注正向积极（而不是反向消极）的一面对人有益。在前面提到的三个领域中设定每周目标和更长期的目标，让我有了平衡感和目标感（如果想下载我每周使用的计划表，请前往 http://www.iambackfromthebrink.com/thisweek）。

为了强化设定的目标，我收集了一些图片以及能够代表这些目标的其他物品，将它们贴在笔记本上相应目标的旁边。例如，我有一个封面模型，用来代表我计划要写的书，看起来就像真书一样，这让我对自己的目标有了更直观、立体的认识。我想在完成写作之后去秘鲁的马丘比丘旅游，所以我又在这个模型旁边加上了一张马丘比丘的图片。

当因没有达成目标而感到挫折和失望时，我发现那种必然会出现的沮丧感和无力感并不会持续多久。在接下来的一周，当写下自己修正后的目标时，我通常会发现，我更专注的是将来，而不是耽于过去。我想强调的是，这种目标感和动力感并不是一朝一夕出现的，但随着它们的发展，我的自信也随之不断增强。从一开始我就发现，制订每周目标对我的健康、人际关系和工作大有裨益。

我的原因代码

在康复之路的最后，我发现了所谓的"原因代码"。它是目标、热情和积极优势的总和。为了达到继续前进的目的，我需要确定三样东西：

目标：我的方向。我应该为谁服务以及该怎么做。

热情：我的燃料。是什么激发了我的力量，燃烧了我的斗志？

优势：我的工具。我应该如何利用自己的优势？

是否要将我的"原因代码"收入本书，这个问题让我颇费踌躇，因为我知道要明确地给这些东西下定义是很难的——除非你感觉自己已经走在了通向痊愈的康庄大道上。但我还是想分享给大家，因为它也许可以帮助你从自己的苦难中找到深刻的意义和迫切的目标——只要它在合适的时间出现在你眼前。我建议，如果你的心境状态还没有改善到让自己产生希望的程度（抑郁症给你造成的困难依旧很多），就不要浪费太多时间在这一内容上了。同样，如果你打算使用这种计划制订工具，请一定要保持耐心和灵活性。毕竟，我花了两三年的时间才最终确定了自己的目标、热情和优势。

我的目标	激励那些遭遇挫折的人重燃斗志、奋力向前
我的热情所在	亲近大自然
	练习冥想
	坚持锻炼
	和所爱的人在一起
	欣赏音乐、摄影、电影；外出旅行；烹调亚洲食品

	诚实讲述自己的故事，表达感恩之情，给他人带去希望
我 的 优 势 以 及 **我 是 如 何 利 用** **这些优势的**	既高瞻远瞩，又脚踏实地
	帮助人们发现自己的优势和真实的自我
	能看到在不同的信息与不同的人之间存在的联系
	始终保持好奇心并不断地学习

　　我还开发了其他几种工具，帮助你发现自己的热情所在和擅长之事。其中之一就是可以在我的网页中找到的调查问卷（www.iambackfromthebrink. com/whycode）。不过我得再一次提醒你，当你感到自己的状况有所好转并且对未来产生了希望之后，再来讨论寻找目标的问题会更容易一些。在我的网页上还有一个海报，总结概括了我使用的各种方法所基于的科学研究（www. iambackfromthebrink.com/thriveposter）。最后，我衷心希望，你在本书中读到的那些鼓舞人心的故事能够激励你采取行动，发现适合自己的疗愈之路。无所作为不可能击败抑郁症，而适当的行动可以给你提供一架梯子，让你爬出抑郁症那黑暗的洞穴。

心中永存感恩

　　如果想让自己的病情得到长期持久的改善，有一种方法非常有用：每天写出三件让你心存感恩的事情——你可以在每晚上床之前进行。以我自己为例，每天我都会强迫自己写下三件值得感恩的事情——不管这一天我过得有多艰苦，正是这个习惯逐渐改变了我对世界的看法。

　　冥想练习让我看到自己的生活发生了改变。我有了新的需要优先考虑的目标。在冥想的帮助下，我感觉自己更平静了，更加容易接纳自我，甚至达到了内心的和谐。通过冥想，我第一次感觉自己和某种神性有着最直接的联系。我非常珍惜每天清晨走在灌木丛中的时刻，感觉自己和自然融为了一体。我和家人、朋友变得更亲近了，这让我获益良多。我热爱自己的工作，因为它充满了创造性，而且还可以帮助他人。我甚至觉得，过去所做的一切事情、所受的一切苦楚，都是为了让我今天更好地承担这份工作。

如果你在我处于深度抑郁状态的时候告诉我，有一天我会踏上现在的道路并感受到如此美好的充实和满足，我一定不会相信。而现在，我确实感觉自己在经历抑郁症后变成了一个更好的人。我喜欢自己。说起来可能令人难以置信，如今，我真的把过去身处炼狱的 5 年光阴看作上天恩赐的礼物。如果不经历那样的苦难，我就不会逼迫自己做出改变。我只恨当初的自己领悟得太慢！我现在已经知道，哪些行为能让我充满力量，哪些行为会让我不断弱化。我现在更明白应该把重心放在哪里了。现在的我，已经学会把更多的时间花在那些是值得自己感恩的事情上，不再去想那些不值得自己感恩的事情。

我最感恩的事情之一就是，在服用抗抑郁药长达 22 年后，终于全面停止了药物治疗。当然，我的意思并不是说这适用于任何人。这是我在保持长达 5 年的健康状态后做出的决定，也是在认真地咨询了我的精神科医生之后做出的选择。

在痛苦中发现生命的意义

人们经常问我，是什么导致了我的抑郁症。回顾过往，生活中并没有出现任何重大刺激因素或者危机，比如丧偶或失去了稳定的工作。我被诊断为患有忧郁型抑郁症，一般认为，这种抑郁症多源于生物性因素。尽管如此，我也能清楚地看到，在绝大多数抑郁发作之前，都有一段压力巨大的时期。借助现在拥有的智慧回首往事，我相信自己之所以会罹患抑郁症，其根源就是我没有正确地为生活中的各种事物安排好优先等级。我也相信，我之所以能保持长期持久的康复状态，就在于我确定了自己的目标、热情以及优势，并根据我的"原因代码"生活。同样让我坚信不疑的是，从苦难中找到生命的意义是获得康复的最重要的因素，这也是为什么我会鼓励人们去发现自己的目标（再次强调，应该在你的心境有所改善的时候进行这一尝试）。对我来说，实现个人目标的绝佳机会就是帮助澳大利亚成立"'你还好吗'日"（R U OK Day）。

2009 年，加文·拉金（Gavin Larkin）找到了我，他是一家广告公司的 CEO。14 年前，他失去了父亲巴里——巴里死于自杀。巴里曾经是加文生命中最有影响力的存在，他的死对加文来说是一个毁灭性的打击。加文觉得自己整个人都破碎了，再也无法修复完整。后来他发现自己很难和年幼的子女沟通，因为他们对祖父一无所知，而他却一再徒劳地向他们解释巴里如何带走了自己的正常生活。这些经历和感受累积在一起，点燃了加文想为自杀干预做点事情的热情。

加文找到了一位名叫雅妮娜·尼恩（Janina Nearn）的朋友——对方是一位电视制片人，两人决定共同创立"'你还好吗'日"，其宗旨是向公众普及有关自杀的知识，让他们知道向自己关心的人伸出手，问一声"你还好吗"有多么重要。

我几乎立刻就全盘接受了加文的观点，因为从自己的亲身经历中，我知道给予那些身处困境的人同情和情感支持有多么重要。当时离计划中的第一个"'你还好吗'日"还有 6 个月，我马上全身心地投入了筹备工作中，希望能取得辉煌的成功。

在那 6 个月里，所有的活动都像旋风一样全面展开，对这项工作，我自愿投入了数百个小时的时间。当时加文正在为一家名为"STW 集团"的澳大利亚传媒组织工作，这家传媒组织旗下的诸多分公司网罗了很多网站开发、市场调查、公共关系、游说、广告、社交媒体等方面的专业人士。加文说服了 STW 集团的 CEO 迈克·康诺翰（Mike Connaghan）为活动提供无偿的专业服务支持，这是我们最终取得成功的决定性因素。

早期的活动亮点包括：澳大利亚所有的精神健康慈善组织都签名支持"'你还好吗'日"的成立；澳大利亚新闻集团统一提供社论和广告支持；"联邦卫生和老年部"部长向国会提交了申请；休·杰克曼（Hugh Jackman）、娜奥米·沃茨（Naomi Watts）和西蒙·贝克（Simon Baker）提供了视频支持；成立了一个可以在工作场所推行的项目，让成百上千的组织参与了进来；向 5000 名医生的办公室派送海报和其他资料；澳大利亚总理签名支持；在邦代海滩（Bondi Beach）上空打出了"你还好吗"的横幅；在 Facebook、Twitter、YouTube 上发起了一场规模巨大的造势活动。

这个像过山车一样惊险刺激的大事件最终迎来了非凡的成果，数以百万计的澳大利亚人参与了当天的活动。在接下来的几年内，这项运动轰轰烈烈地发展壮大着。在我参与过的所有活动中，这是最值得去做、最有意义的一个。当然，它也激励我朝着康复目标迈进了一大步。

第十一章

战胜抑郁症的有效疗法

我认为，目前抑郁症康复研究所关注的范围有点过于狭隘了。研究资金的分配非常明显地偏向于那些更能挣钱的领域，例如医药用品和心理咨询，对有关养生之道及替代性疗法的关注少得可怜。在本章中，我会披露4046名心境障碍患者指出的对他们最有效的方法，然后再大致勾勒出有效康复计划的整体架构。

研究局限

按照最近的一次统计，在谷歌上搜索"抑郁症"，能得到大约23亿页网络链接，同时搜索"抑郁症"和"治疗"，出现的链接大约是5亿页。面对如此庞大的信息，怎么做才能搞明白应该从哪开始以及哪些信息是可信的呢？

在第一章中，我试着以澳大利亚"黑犬机构"所提供的模型为基础，简要概述了有关抑郁症诱因的最新科学研究以及一些"有证据支持"的治疗方法。大部分初级医生都会推荐使用抗抑郁药或心理咨询，或者两者结合。然而，尽管用于治疗抑郁症的费用增长的速度非常惊人，世界卫生组织仍然在2001 年的报告中指出，抑郁症已经成为当今西方最易使人丧失正常能力的疾病，到 2020 年还将成为世界第二大致残疾病。为什么治疗心境障碍的研究没有带来更令人满意的成果？是这些研究人员忽略了什么吗？

大卫·弗里德曼（David Freedman）在他所著的《错误：为什么专家们一次次让我们失望——如何知道他们何时不可信》(*Wrong: Why Experts Keep Failing Us— And How to Know When Not to Trust Them*) 一书中，着重指出了一些令人吃惊的事实。这本书揭露了某些专家们如何用歪曲的方式得出一些报告，以及为什么那些错误百出的结论却最抓人眼球——在如今这个网络时代更是如此。弗里德曼的结论大部分基于约翰·约阿尼迪斯（John Ioannidis）所做的工作——他是斯坦福大学医学院斯坦福预防研究中心的主任，同时也是一名医学教授。

约阿尼迪斯对发表在一些权威期刊上用于同行评审的数百篇医学研究论文做了筛选，发现其中 66% 的论文所表达的观点随后被证明是错误的，或者夸大了最终的结果。造成这种情况的原因很复杂，所以我鼓励大家去阅读弗德里曼的书或约阿尼迪斯的文章以了解更多。简单来说，弗里德曼认为，对那些说得热闹做起来却草草了事的研究，我们有点过于相信了。即便是严格按照"科学研究金标准"——随机、双盲、对照——进行的研究也常常会出现重大的失误，将我们引至错误的道路上去。尽管这些错误众所周知，但仍然普遍存在于各种研究中。弗里德曼还强调指出，获得研究资金以及被出版机构认可的方式有时候是导致科学家们打擦边球的原因。

当然，我提出这些问题并非有意质疑科学家和精神健康研究者们。我妻子卡伦·坎菲尔是毕业于牛津大学的博士，不管按照哪个标准，在公共卫生领域，她都算得上是全球知名的专家级人物，尽管她自己谦虚地不愿意张扬。

我知道，为了保证自己工作的严谨性和正确性，她付出了多么漫长、艰辛的劳动，我也曾亲眼目睹她为了避免利益冲突和研究偏见而将工作延伸至极限。遗憾的是，有一些研究人员却没有这样严谨的态度，尤其是在面对利益冲突的时候，例如那些与医药用品有关的研究和发现。而且，即便所有的研究和发现都是正确的，抑郁症相关问题的持续存在仍然使得这个疑问不容逃避：研究者们是否忽略了什么？

基于自己的亲身经历，我非常清楚：当人们处于抑郁状态时，他们根本就没有足够的能力从看起来互相矛盾的成堆证据中筛选出真正有效的疗法。你不可能将所有被认为有效果的方法都尝试一遍。不妨再坦白一点说，绝大多数被抑郁症困扰的人能挣扎着度过每一天就不错了。所以，他们究竟该相信谁呢？

如果你问医生和心理咨询师们替代性疗法的作用，他们的回答已经不能只用"无甚帮助"来形容了，因为一种疗法的支持者往往对其他疗法的好处视而不见，这就使本来就很困惑的患者面对的局面更加复杂了。在这个问题上，心理学家有时候会无视冥想的作用，精神病学家会竭力淡化甚至绝口不提心理干预的益处，就更别说家庭支持和锻炼的作用了。他们完全依赖自己熟悉的工具。遗憾的是，如果你手上拿着一把铁锤，在你看来所有的东西都是钉子。

追根溯源

基于上面说到的那些局限性，我认为应该对抑郁症的各种治疗方法形成一个整体性的认识，这样才能帮助并引导抑郁症患者做出更好的决定：选择哪一种疗法以及如何将医疗手段和养生之道结合起来。在开始写自己的第一本书（也就是本书的澳大利亚版本）时，我决定亲自做一些调查研究。我调查了一些与抑郁症及双相障碍抗争过的人，让他们说出对自己最有效的疗法是什么。基于250份完整的调查报告，我总结出了11种最有效的疗法，并按照其所起作用的大小排列如下：

- 锻炼身体。
- 拥有家人和朋友的支持。
- 接受心理咨询和治疗。
- 从事有意义且令人满足的工作。
- 进行放松和冥想。
- 保持充足的营养。
- 远离酒精和毒品。
- 服用处方药。
- 参加互助小组。
- 具有宗教和精神信仰。
- 投身慈善事业。

在准备写这本书时，我决定再做一次调查，这一次的调查尺度要比上次大很多。我想探索更多相关的因素，所以要求调查对象们对药物治疗和具体的心理干预方法给出自己的评分。这种调查方式并非想就"哪种疗法最好"给出肯定答案，恰恰相反，这样做的目的是想在以人为本的基础上，建立更广阔的、可供探索的话题空间。这次调查所采用的措辞是根据"黑犬机构"的戈登·帕克教授之前所做的一份研究报告改编而来。

我要求调查对象对自己尝试过的疗法以及这些疗法对他们的康复所做的贡献进行评级（给出的选项是非常有效、中等有效、轻微有效、无效）。在下面的表格中，读者可以看到每一种疗法被评定为"非常有效""中等有效"的百分比，它们都是由那些尝试过该疗法的已康复患者评定的。在完成调查的4064人中，其中79.5%来自美国，70.4%是女性。括号内的数字是尝试过该疗法的人数。

抑郁症疗法的治疗效果	
治疗方法	非常有效或中等有效
（给予患者安慰和支持的）精神科医生在询问患者的意愿和需求后针对其实际情况制订的具体治疗方案（2265）	64.3%
（给予患者安慰和支持的）心理学家在询问患者的意愿和需求后针对其实际情况制订的具体治疗方案（2095）	60.8%
互助小组和（或）朋辈支持（1616）	59.3%
严格的锻炼——每周4~6天，相当于每天跑步30分钟的运动量（1309）	58.3%
其他心理疗法——包括治疗师帮助患者探索并解决与过往经历和（或）人格类型有关的问题（1727）	58.3%
有意义的工作——有偿的或志愿的（2190）	57.6%
中等强度的锻炼——每周4~6天，相当于每天散步30分钟的运动量（2129）	57.1%
心理咨询——与探索未解决的主题无关，而是咨询师利用教导方式与求助者共同探索如何应对日常生活的一种实用性方法（2096）	57.1%
来自家人和朋友的情感支持（2533）	56.8%
一整晚高质量的睡眠（2617）	56.5%
认知行为疗法（CBT）——主要关注如何改变负性的思维模式，通常会包括结构性的家庭作业（1642）	56.3%
ECT——电休克疗法或电击疗法（230）	56.1%

治疗方法	非常有效或中等有效
减少酒精或其他非处方药的摄入量（1682）	54.2%
精神信仰／宗教信仰（2099）	54.0%
正念认知疗法（MBCT）——通过简单的呼吸冥想和瑜伽伸展练习帮助参与者更好地觉察当下，或者基于认知疗法进行一些能够显示想法与感受之间的联系的训练（1170）	53.2%
人际关系治疗（IPT）——重点关注改善人际关系的技巧、冲突解决方案以及如何与他人建立联系（1162）	52.8%
接纳与承诺疗法（ACT）——近期出现的以正念为基础的疗法，将西方心理学与东方哲学结合在一起（364）	52.7%
兴趣爱好，例如园艺、宠物或音乐等（2406）	51.2%
按摩（1301）	49.8%
瑜伽／冥想（1320）	49.3%
能够放弃不现实的目标（1860）	47.7%
服用喹硫平（品牌名称为思瑞康）（897）	47.6%
放松练习（2160）	44.6%
保持营养充足——饮食中水果、蔬菜、瘦蛋白含量高，饱和脂肪、加工糖含量低（2047）	43.8%
服用阿立哌唑（品牌名称为安立复）（695）	43.2%
服用文拉法辛（品牌名称为郁复伸）（1171）	41.7%
服用度洛西汀（品牌名称为欣百达）（681）	40.8%
服用安非拉酮（品牌名称为威博隽、悦亭）（1319）	40.8%

治疗方法	非常有效或中等有效
定期写感恩日记，记录让自己感恩的事情（1036）	39.8%
针灸（417）	38.9%
服用奥氮平（品牌名称为再普乐）（474）	37.6%
服用氟西汀（品牌名称为百忧解）（1255）	37.4%
服用利哌利酮（品牌名称为维思通）（539）	34.5%
服用强内心百乐明（品牌名称为Parnate）（89）	34.4%

重要主题

结果显示，没有任何一种疗法具有显著的优越性，能够让人以最快的速度康复，所以，考虑一下多管齐下的策略不失为一个好办法。我们可以从中总结出五个主题：

- 情感支持或同情。
- 心理治疗。
- 养生之道。
- 有意义的工作。
- 处方药。

情感支持
来自精神科医生、心理学家、互助小组、家人及朋友的情感支持、安慰和同情，跻身于十大最有效的治疗方法之列。这个结果证明并强调了我们是怎样的一种社会化动物，多么渴望同情和亲近的关系。精神科医生和心理学家所提供的情感支持和安慰被认为比他们对患者实施的治疗更重要，这确实让人分外感慨。这似乎也支持了科幻小说中的结论：从临床医生和病人之间的关系质量就可以准确地预知最后的治疗结果是否成功。我也知道，在抑郁发作的那段长达5年的可怕岁月里，精神科医生费希尔大夫给予我的支持和安慰是最重要的力量。尽管在尝试了23种药物之后依然无法摆脱抑郁，但我从来没有责怪过他或质疑过他的能力。

这个发现着重指出了和临床医生保持良好关系的重要性。如果你们之间缺乏良好的关系，或者你对医生的治疗方案没有信心，最好还是另请高明吧。因为，如果你们之间缺乏高度友好的关系和真正的信任，那不管这位医生或治疗师的技术多高明都没有意义。

心理治疗

其他的心理疗法，例如精神分析、心理咨询、认知行为疗法、正念认知疗法、人际关系疗法、接纳与承诺疗法以及放弃非现实目标等都有很高的相关性。想知道这些治疗性方法的细节，请重温第一章。

养生之道

锻炼——不管是严格的还是温和的，都被评为"非常有效"。其他获得高度评价的养生之道还包括：睡个安稳觉、学会放松、练习冥想或瑜伽、从事业余爱好、做按摩、减少酒精和娱乐性药物的摄入。

有意义的工作

"有意义的工作"得到的评分比"认知行为疗法"还高，这着实让人感到惊喜，要知道，"认知行为疗法"可是公认的对付抑郁症的高效疗法。当我还在职场的时候，有15年的时间负责招聘、新职介绍和职业管理，接触到的第一手资料告诉我，能够从事充分发挥自我优势、感觉有意义的工作的幸运儿在这世上真的不多。盖洛普组织通过调查发现，当被问到"你喜欢自己每天的工作吗"这个问题时，只有20%的雇员底气十足地回答"yes"。而且他们还发现，那些工作愉快、状态良好的人，个人生活也过得风生水起的可能性是那些工作差强人意者的两倍。

在我个人的康复之路上，亲身体验到了做志愿工作带来的好处。我的志愿工作包括为那些遭受挫折的人（新移民或者刚从身体或精神疾病中恢复过来的人）安排慈善性质的志愿者职位。我亲眼目睹了工作如何提升了他们的自尊和自信。可惜的是，在精神健康领域，几乎没有多少专业人士具备足够的经验向患者提供与职业相关的精辟建议。

处方药

大部分因出现抑郁症状而就医的人，都会在初级医生那里获得抗抑郁药的处方。然而，我调查的结果显示，单纯依赖药物治疗来战胜抑郁症并非明智之举。在康复过程中，药物确实起到了不容忽视的作用，但是，其疗效被过分夸大了。药物治疗最让人失望的地方在于，一种药物可能对某个人非常有效，而对另外一个人可能毫无效果甚至有害。所以，找一个成功治愈过心境障碍的资深医生就显得尤为重要。

利用调查结果

在听完4046名同路人的故事后，我找出了抑郁症患者最需要注意的4个关键问题：

- 如何建立能够提供更多同情和情感支持的社交网络。
- 如何找到精神健康领域的优秀的专业人士。
- 如何找到一份有意义的工作。
- 如何将锻炼身体及其他有益健康的行为融入日常生活。

制订有用的康复计划

对我们这种先天就具有抑郁倾向的人来说，惰性是最大的敌人。当一个人处于抑郁状态时，感觉"做什么都没用"似乎是最正常不过的事了。我深知自己就是这样。不仅如此，我甚至没有向任何人求助，因为我羞于承认自己适应不良。这种讳疾忌医的做法是很普遍的，尤其是男性，他们从小到大面对的社会期许就是做一个有能力解决问题、照顾好自己的人。每一周，我都会听到女性的抱怨，她们总是绝望而徒劳地想让自己的丈夫、男朋友或者父亲承认自己有问题，需要帮助。

5次抑郁发作，终于让我学到了一个教训（遗憾的是，我学得太慢了）：想要获得康复，采取行动是必经之路。正如我在前面强调的，世界上没有单一的灵丹妙药。在你决定踏上康复之旅时，选择一种多管齐下的策略是最明智的，因为你无法确定到底哪一种治疗手段对自己最有效。为了简要地概括前面提到的4个关键问题，我创造了一个首字母缩略词CARE，可以帮助你制订一个属于自己的方案，这个方案囊括所有有效的自我护理手段：

C（compassion）：同情与情感支持。

A（accessing）：接触精神健康领域的优秀专家。

R（revitalizing）：带来新生的工作。

E（Exercising）：日常锻炼。

心境评估

在进一步就这四个领域的内容给出我的建议之前，让我们先来看看与心境和心境评估有关的内容。显然，这是一个非常关键的话题，因为处于抑郁状态的人都渴望拥有长久、持续的心境改善。找到一种评估自己心境状态的有效方法，并时不时地用其来了解自己当前的状况，是追踪自己进步状态的关键。看到自己的进步能够帮助你了解哪一种方法最适合自己，同时也是对自己的一种鼓励——可以让你更加斗志高昂地在康复之路上前进。

每一次和我的医生会面时，有一件事是必须要做的：按照 0~10 的标准对我的心境进行评估。因为深知这种评估的重要性，我自己制作了下面的"心境量表"（受"职场精神健康"组织开发的"适应能力和健康量表"的启发，其网址为 www.mhatwork.com.au）。

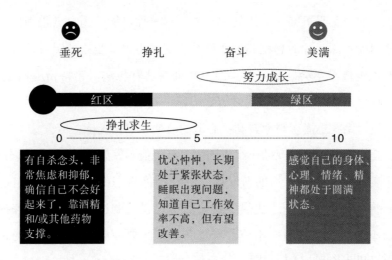

在这个量表中，5 分为临界值，因为处于 5 分状态时，你还能记得先前的健康状态，而处于更低分数时，那种健康的感觉通常已经很模糊了。这一章的内容主要是写给那些心境评分为 0~6 分的人。

在我就如何制订有用的治疗计划给出进一步建议之前，最后再说说我对心境问题的观点。加州大学里弗赛德分校的心理学教授索尼娅·柳博米尔斯基（Sonja Lyubomirsky）在她所著的《幸福又如何》（*The How of Happiness*）一书中这样写道："幸福是基因（50%）、环境（10%）和我们所采取的行动（40%）共同作用下的产物。"她总结说，我们无法改变自己的基因组成，通常也控制不了生活中发生的各种事件，唯一拥有绝对控制权的领域就是自己的行动——如何与生活环境互动。在你制订自己的康复计划时，一定要记住这一点。现在，让我们把注意力放到 CARE 的四个因素上：同情与情感支持、接触精神健康领域的优秀专家、带来新生的工作和日常锻炼。

同情与建立情感支持

在沉默中忍受折磨一点用处都没有。尽管你可能认为自己很理性，但你的抑郁程度越深，你的思维和现实就分裂得越厉害。当我试图自杀时，百分之百地肯定自己不会好起来了。但事实证明这种想法大错特错。相比之下，当时和我生活在一起的父母就很清楚地记得我也有状态不错的时候，作为旁观者，他们比我更能客观地看到我心境的改变。情感支持，不管是来自家庭、朋友、其他的亲人还是互助小组或同事，其价值不管怎样夸大都不过分。

悲哀的是，因为可怕的羞耻感，处于抑郁状态的人往往想把自己孤立起来，将所有人都推开。我强烈建议你一定要抵制这种倾向。抑郁症患者之所以不愿承认自己适应不应并寻求帮助，主要原因之一就是认为，如果承认自己很无助很绝望，其他人对自己的评价就会降低。在对 2676 名抑郁症或双相障碍患者进行的调查中，我问他们是否因自己的心境障碍而亲身感受到了歧视和耻辱。令人难过的是，41% 的调查对象强烈同意，24% 的调查对象比较同意，18% 的调查对象略微同意，8% 的调查对象不同意，还有 8% 的调查对象说这个问题不相关。总体来说，有 83% 的调查对象认为自己感受到了耻辱。

为了更好地了解耻辱感的来源，我问他们，和谁讨论自己的抑郁症或双相障碍病情会感觉好受一点。下面的表格就是最后的调查结果。

我可以与之自在地讨论抑郁症（或双相障碍）病情的人是……	很自在或比较自在	不相关
父母或配偶	49%	27%
朋友	47%	3%
其他家庭成员	49%	3%
同事	14%	18%
保健医生或全科医生	66%	5%

毫无意外，很多人都感觉和医生讨论自己的病情最没有压力，这强调了他们对一段以同情与信任为主的关系的迫切需要（后面会对此主题进行更多讨论）。

尽管你可能会抗拒和最亲近的人讨论自己的感受，但你爱的人很可能已经注意到了你心境和态度的改变，并且希望能够帮助你。我建议你对自己好一点，向那些自己信任和尊重的人倾诉你的心事。当你身患抑郁症的时候，选择把一切都埋在心里往往是非常有害的。遗憾的是，当你处于抑郁状态时，你对现实的感知是不正确的，所以你可能会对自己的处境过于悲观。

在我举办的研讨会上，人们常常说，他们身边没有任何人能理解或关心自己的绝望，但是，事实并非如此，后面我会讨论持有这种信念的人应该采取的策略。

如果你处于抑郁状态，和别人交谈是你能做的少数最有用的事情中的一件。想要最终康复，获得一个有效的支持系统是必不可少的。你可以和下面三类人一起建立情感支持系统：

● 亲人，例如配偶或伴侣，家庭成员或亲密朋友。
● 互助小组成员。
● 同事和员工帮助项目成员。

亲人的支持

我对耻辱感进行的调查显示，很多人都感觉和配偶、家人或朋友讨论自己的抑郁症很难为情。不过，绝大多数人都至少有一个可以信赖的人，而这就是一个很好的起点。俗话说，"将烦恼与别人分担，就会减少一半"。在你打开话匣子时，最好选择一个私密的地方，这样谈话双方就可以坦诚自如地交流。我个人感觉，效果最好的交流方式，就是两个人在自然环境中一边散步一边交谈，这样就不必直视彼此的眼睛。下面是有关如何开始谈话的一些小建议：

承认自己适应不良或陷入绝望没什么大不了。抑郁发作的时候，感觉绝望是难免的事。这时，你要让身边的人明白，你并不是因为经历了那种常见的"心情不好的一天"或"心情不好的一周"。一定要实事求是、坦诚相告。不要害怕说出自己的真实感受，必要时也可以解释自己为何无法摆脱这种状态。此外，最好让他们知道迄今为止你尝试过的康复方法。

从描述自己当前的感受开始。陷入抑郁状态的时候，你会感觉所有的一切都不对了，认为自己的处境永远也好不起来了。因此，在描述自己的感受时，更要具体和客观。导致你意气消沉的主要因素是什么？如果让你确切地指出一件事或几件事可能不是那么容易，不过，你可以尝试着这样做——具体到某个明确的压力源或者导致压力产生的几件事。要告诉他们你的症状是否包括早醒、愤怒、食欲减退、精力下降、思想悲观阴郁、自信心为零及性欲丧失等。

不要害怕寻求帮助。很多人，尤其是男性，觉得向他人承认自己无法处理面临的困境是一件难以启齿的事情。向自己和他人承认需要获得帮助，这是走向康复的根本前提。在"十二步骤"项目中，第一步就是承认自己已经无法靠一己之力让生活重回正轨了。根据我自己的经验，绝大多数人在面临亲人求助时，都会表现出真心实意的同情。事实上，他们最普遍的挫败感就是：眼睁睁地看着所爱的人挣扎受苦，却倔强地不向自己开口求助。

建议他人了解一些有关疾病和治疗的知识。如果他人询问怎么做才能帮到你，告诉他们，如果其对抑郁症的类型和疗法多一些了解，将会对你有很大的帮助。建议他们仔细阅读本书的第一章和第十一章。即使他们不开口询问怎么做才能帮到你，也要向他们这样建议。此外，最好鼓励他们阅读本书中的一些访谈。

向他人求助如何才能找到优秀的精神健康专家。在我的调查中，大部分抑郁症患者最大的遗憾就是，没有寻求专家的帮助或者早日得到正确的诊断。在本章的后面部分，我会就如何找到优秀的精神健康专家给出一些小建议。

要求亲人鼓励你定期散步。我前面着重指出了，当处于抑郁状态的时候，去外面散步可能是你最不愿意做的事情了。但是，外出散步的好处是不容置疑的。如果答应了某个亲人要去散步，那你打起精神出门的可能性就会很大。因此，你最好要求自己爱的人鼓励你进行定期锻炼，并向对方解释处于抑郁状态的人做这些事情的时候有多难。

如果没有亲人的支持怎么办

很多人告诉我，他们身边没有亲人给予自己情感支持。遗憾的是，对有些人来说确实如此。不过，即便在这种艰难处境下，你依然有其他选择：互助小组（后面会讨论到）、宠物以及那些愿意向你提供情感支持的组织。

"朋辈"（www.compeer.org）就是一个这样的组织。他们向志愿者提供培训，教他们如何为那些处于精神疾病折磨下的患者及其家人提供支持。该组织鼓励志愿者们至少每周联系一次支持对象，不管是通过电话还是在外会面都可以。这个组织在美国和澳大利亚都很活跃，其工作范围包括：促进社会融入和社区整合，建立和维护自然支持系统。我的一个朋友就是该组织的志愿者，在谈到这个组织给自己和新朋友带来的好处时，她完全不吝赞美之词。当然，你也可以从教堂和社区团体中得到类似的支持。此外，你的医生应该能为你推荐一个这样的组织。

很多人都从宠物那里得到了特别的情感支持。在我交谈过的人当中，有一些人就非常坚定地认为，这是自己能够获得康复的最重要的因素，因此在提到从宠物那里得到的无条件的爱时，很多人都自然而然地真情流露。此外，照顾另外一种生物的责任感能够给抑郁症患者带来他们需要的改变，因为这会促使他们从自我沉溺中挣脱出来。如果你的宠物是一只狗的话，那你还会有一个意外收获：你可能不得不每天都带它出去散步，这对你自己也是大有裨益的。

互助小组

我的调查结果显示，有过抑郁症经历的人对互助小组的评价很高，认为这是一种非常有效的治疗策略。有些互助小组面向的人群比较普遍，而有一些则是具体地针对某个特别的疾病或者人群。在这一部分，我将就如何找到一个适合自己的互助小组给出一些建议，不过，我想先分享一下自己参加互助小组的经历。

我曾经帮助管理过一个名叫"反弹"（Bounce）的互助小组，这个小组是专门为有心境障碍的人设立的，我在里面待了 8 年时间。它由小组成员们自己管理，约定每周聚会 2 小时。在这个小组里，每个成员都有机会报告自己的状态和解决问题的情况——我们鼓励小组成员提出自己的问题以及自己正在考虑的解决方案，然后小组全体成员就会针对这些解决方案提出自己的建议，当然也可以提出其他方案供该成员选择。以这些建议为基础，该成员会被要求选择一个针对自身问题的特定任务，在接下来的一周内完成。大家会指定另外一名成员进行监督，追踪任务完成的进度并随时提供帮助和支持。

小组的活动内容还包括对自己的不理性思维进行挑战，这和认知行为疗法的原理不谋而合。不仅如此，我们还会留出专门的时间阅读和讨论有意思的文章及有关健康的科学研究，并鼓励成员平时多打电话互相督促。

小组成员报告说，他们觉得最有益的地方就是，能够和真正懂得自己感受的人在一起。定期的会面让他们觉得自己不再孤独。新成员在参加第一次小组活动时，带着伴侣、父母或朋友充当精神后盾的情况不在少数。如果他们选择继续参加小组活动，我们就会要求他们自行前来，为自己的康复负起真正的责任。我们还建议他们，就是否加入小组的问题，至少要参加三次小组活动再做决定，因为仅参加一两次活动是很难充分了解小组的具体运作情况的。

在"反弹"小组中，我亲眼目睹很多人获得了康复，这就是为什么我一再鼓励你应该考虑加入一个互助小组。在我们的小组成员中，有很多人也在看精神科医生或心理医生，或者两者结合，但是他们总是说，从小组中得到的情感支持和领悟是他们最终康复的最重要的因素。

不过，并不是所有人都这样认为。互助小组的模式很重要，一种模式可能会比另外一种要有效得多。此外，并不是所有的互助小组都是一样的，除了有不同的取向和焦点外，因领导人物和小组成员的不同，每一个小组都拥有自己独一无二的文化。在找到"反弹"小组之前，我也尝试过加入另外两三个互助小组，但它们都不适合我。我特别郑重地建议读者，一定要找一个和自己合拍的互助小组。如果你打算这样做，下面是一些需要仔细考虑的内容：

关注焦点。有的互助小组是对所有患有精神疾病的人群开放的，而另外一些小组则锁定某个具体问题，例如抑郁症或双相障碍。如果你觉得这两种形式的小组都有帮助的话，同时参加也是完全可以的。

活动方式。正式而有组织的会谈，或者一起闲逛聊天，这两种方式你觉得哪一种更有利？选择一个活动方式让你感觉最轻松自在的小组。不管小组的活动方式是什么，请一定要记住，小组讨论的内容只限于成员之间，不能外传。

组龄和领导人。寻找一个成立时间不短但依然能够吸引新成员的互助小组。理想的小组应该由长期组员和新组员完美搭配而成。经验更丰富的组员在讨论如何康复的时候会更有说服力，而新组员能够避免整个小组陷入死气沉沉、停滞不前的状态。此外，还要寻找一位开放包容、富有同情心同时又敢于质疑的小组领导人。互助小组不是让人耽溺于各种理论的地方。为了让小组的活动更有效果，小组领导人需要拥有一些抑郁症方面的个人经验，或者至少对心境障碍患者面临的各种困难有全面透彻的了解。

你的目标。一定要弄清楚互助小组能给你提供什么。这些小组并不是心理治疗的一种形式。互助小组的目标是帮助其成员应对与自身障碍相关的各种问题。如果你认为自己头脑里的东西有很多不适合在小组中拿出来，那就去找你的保健专家聊聊。如果你没有自己的医生或治疗师，可以让小组成员为你推荐一个。还有一点要留意的是，互助小组不应该只是一个进行"爱的聚会"的地方。尽管友谊和情感支持是最主要的元素，但它们却不是首要目标。首要目标是恢复健康，而为了达到这个目标，一个好的互助小组有时候是需要一些挑战性的，以让每个人都试着走出自己的"舒适区"，真正地为自己负起责任来。如果你不能在行动上有所改变，你的处境也会毫无进展。

很多精神健康组织都可以提供互助小组，或向你推荐你所在地区的互助小组。"抑郁症和双相障碍支持联盟"（www.dbsalliance.org）以及"美国精神疾病联盟"（www.nami.org）都拥有遍及整个美国的广泛的互助小组网络。你的医生或治疗师应该也能向你推荐一些互助小组。

工作中的支持

想要在生活中获得全面的安定和谐，工作的顺心如意是必不可少的因素。如果可以，在接受治疗的同时继续工作是更好的选择，比坐在家里看着墙壁发呆强多了。不过，工作场所对精神疾病的歧视依然是一个不容忽视的问题。正如我在前面归纳过的，只有14%的调查对象在回答关于病耻感的问题时，会说在和同事讨论自己的双相障碍时不会觉得难堪。

我曾接受"黑犬机构"的邀请担任某作文大赛的裁判，作文大赛的主题是描述和有心境障碍的人一起工作时的感受。在阅读了200多篇文章后，我得出了一个结论：人们之所以会抗拒在工作中暴露自己患有抑郁症的真相，是因为他们感觉这会损害自己的职业前景，而很多企业文化都带着一种强烈的以绩效为导向的特色，这种特色更强化了他们的这种信念。

因为我曾非常坦诚、公开地谈论自己的经历，所以很多人都愿意告诉我他们自己的故事或者某个有心境障碍的亲人的故事。我针对广大的企业群体做过演讲，在每次演讲中我都会提出一个要求——如果听众中有谁的亲人患有抑郁症或心境障碍，就请举手。无一例外，70%~90%的听众都举起了手。因此，尽管人们总是在经历心境障碍时感到深深的孤独，但这些困难其实是非常普遍的现象。

如果可能的话，我支持你在工作场所中找一个能够吐露心事的人。这个人可以是任何人——团队成员、管理者、人力资源部门人员或其他部门的人——但是一定要找一位富有同情心并对企业的文化和特色有了解的人。在你们的交流中，采取的原则可以和上面我总结的与亲人谈话的原则一样。先询问这个人，其身边是否有经历过抑郁症的人，如果你身处困境，其是否愿意提供帮助和支持。

你可以请教对方，如果要和管理者讨论自己的处境，是不是应该谨慎从事。如果你的管理者和公司价值取向正确的话，和管理者讨论自己的真实情况是最好的办法。尽管《美国残疾人法案》(Americans with Disabilities Act)明文规定，任何组织都不得歧视患有精神疾病的员工，但据我所知，人们往往在暴露了自己的病情后受到组织的歧视。可以这样说，对待患有精神疾病员工的态度，直接反映了一个管理者的个人价值观和一个组织的整体价值观。

即便如此，当你需要请假去找治疗师或医生时，告诉管理者真相还是有帮助的。了解真相也可以帮助你的管理者明白，如果你的工作效率出现了任何变化，都是有正当理由的。那么，你应该以怎样的开放度来和人讨论自己的处境呢？让你的直觉（或者一个可信同事的直觉）引导你做出最后的决定。

很多大型组织都会提供"员工援助计划"（EAPs），就员工个人及家庭中遇到的困难给予保密咨询和建议。很多项目都可以为员工提供有资格的心理治疗师，并安排一定数量的保密咨询次数。如果你能找到合适的员工援助计划，那你就有可能从他们那里得到一些合适的建议，例如，如何在组织内部建立自己的情感支持系统。你工作的组织不会知道你求助过员工援助计划，当他们从员工援助计划部门接收一些必要数据时，是没有权力查看这些保密数据的。去咨询一下公司的人力资源部门或者上公司内网查询一下，看看自己是否能够获得上面所说的援助服务。

接触优秀的精神健康专家

如上所述，那些从严重的抑郁症中康复的人（或其亲人）经常告诉我，他们本该早一些向专家寻求帮助。如果你还没有这样做，你可能想知道如何找到一位对忧郁症或双向障碍有着深刻理解的健康专家。

在一个与精神健康领域相关的治疗团队里面，其主要成员通常包括一个初级保健医生、心理学家、精神科医生，也可能是一个社会工作者、运动生理学家或者其他类型的治疗师。从长远来看，你需要和自己治疗团队中的每一个人都建立可信赖的关系——但你首先要做的，是为自己的治疗团队物色合适的人选。这样做的时候，一定要向自己信赖的人征求意见：

家人和朋友。如果身边有亲人曾与某位精神健康专家有过积极、良好的合作，向其询问这段经历的细节，看看相同的医生是否也适合自己。当然，这并不能保证这位医生就一定适合你，不过既然这位亲人对你和这位医生都有足够的了解，因此，其所处的立场更利于做出恰当的评估。

其他可信的联系人。其他一些你知根知底并且信任的人，例如你的律师、会计师或宗教领袖，也可以向你提供有用的建议。

为你提供医疗服务的机构或保险公司。很多保险公司都会给有合作关系的医疗服务机构定级，有的保险公司甚至还向那些顶级的专业人士支付高额费用。询问一下保险公司，弄清楚在自己的保险项目中是否包括这项服务。

你所在组织的"员工援助计划"。很多大型公司都会通过"员工援助计划"向雇员提供免费的专业心理支持服务。如果你能够使用这项服务，向他们咨询一下如何寻找合适的医疗服务提供者。

其他的医疗服务提供者。如果你和某位医疗服务人员合作愉快，而现在你需要一位精神科医生或初级保健医生，正好可以向他征求意见。

初级保健医生

令人担忧的是，在大部分学校的初级专业教育中，医生们对与抑郁、焦虑及其他精神疾病相关的知识涉猎得很少。此外，初级保健医生（PCPs）要涉足的专业领域实在太多，所以很多人都选择只专注于体格健康。尽管如此，很多初级保健医生都承认，患者问题的根源在于情绪失调。

如果你正受到各种不良情绪的折磨，一个受过良好教育、真正关心患者的初级保健医生的重要性就凸显出来了。一名出色的初级保健医生可能会成为治疗过程中的关键人物，因为他能为你提供你所需要的专业性护理，甚至比心理医生和精神科医生等专业人士提供的服务更好。一定要寻找一位具有下列特质的初级保健医生：其善于倾听，充满关怀和同情，能够用你理解的语言和你沟通。你的初级保健医生要有相关的专业性知识，理性睿智且善于发现问题，此外还乐于向你推荐一些养生之道及其他能对身心进行全面性调理的手段，例如按摩或针灸。最后，一名优秀的保健医生还应该在自己的专业知识不足以向患者提供需要的治疗时勇于承认自己的不足，并向患者推荐另外一位有能力的专业人士。

在你与初级保健医生第一次会面并讨论自己的抑郁症（或其他精神健康问题）时，为了尽可能地获得正确诊断和有效的治疗方案，你需要留意几件事情。这些事情可以帮助初级保健医生确定自己是否满足了你的治疗需求，也可以帮助你决定否需要同时向心理医生或精神科医生寻求专业咨询。

首先，向接待人员声明你需要预定长期的咨询服务，目的是为了讨论自己的精神健康问题。如果他们不能提供这样的服务，那他们极可能不是你要找的人。

其次，准备好以最简洁明了的方式描述你的处境。你可能需要简单地做一下笔记。那么，你需要提供哪些信息呢？下面是一些小建议：

- 你出现过的症状。

- 这些症状持续的时间。

- 这些症状对你的家庭生活和工作造成了多大影响。

- 可能的诱因，例如压力性事件。

- 你能得到的情感支持水平。

- 你是否有家族抑郁症史或精神疾病史。

- 你是否正试图利用酒精或毒品来减轻痛苦。

- 你是否有过自杀的念头。

最后，你可能想让一位亲人陪同你前去求医。除了向你提供情感支持外，你的亲人也可以做一些笔记，提供一些补充信息或者记录下初级保健医生对你的评估意见及建议。

之后，为了评估与初级保健医生的这次会面并确定对方是否适合自己，你需要问自己几个问题：

- 这名医生充满关怀和同情吗？

- 这名医生问的问题合适吗？这些问题是否足以让其了解你的情况？

- 这名医生是否做出了初步诊断并有了大致的整体性治疗方案（例如，不单纯依赖抗抑郁药），而且对这个方案很有信心？

如果这三个问题的答案不全是"yes"，那你就要考虑另外的选项了。

心理学家

心理学家接受的训练就是帮助人们应对自己的情绪问题，让人们的生活更充实、更富有意义。除了向求助者提供心理咨询和谈话治疗外，根据对求助者的具体诊断结果，他们可能还会采用其他治疗手段和方法。想了解哪种类型的心理疗法最适合抑郁症或双相障碍，请参阅第一章。大部分心理学家都没有接受过医学训练，所以，他们通常是没有资格开处方药的，而且美国大部分州都严格禁止心理学家开药。

与因精神健康问题去见初级保健医生一样，在与心理学家初次见面前，你也要做好尽量简洁地描述自己状况的准备，并按照我上面列出的大纲对自己的症状等相关情况做一些笔记。

我建议你把和心理学家的初次会面当作一次"试驾"，试着确定你和这位心理学家之间是否可以建立牢固而信任的关系。在初次会面后，你要考虑如下问题：

- 对这次谈话，你觉得物有所值吗？
- 这位心理学家理解你的处境吗？
- 这位心理学家是否发自内心地乐于助人？
- 这位心理学家是否制订了让你产生信心的治疗大纲？
- 你是否信任这位心理学家并愿意再次与其会面？

如果你觉得和某位心理学家相处不舒服，不妨继续寻找其他心理学家。前面说过，大部分人都认为从心理学家那里得到的情感支持和安慰远比实际的治疗措施更重要。如果你觉得自己并没有从一位心理学家那里得到这些，你就会错失一个对自己的康复过程至关重要的因素。

精神科医生

精神科医生最初接受的是医学教育，然后才接受心理治疗方面的教育——用药物作为治疗手段。他们也接受过谈话治疗训练，但其中很多人都选择专攻药物了（有的精神科医生确实更注重谈话治疗和替代性疗法，但很难找到这样的医生）。因为很多人从药物治疗中获益良多，所以找到一位你所患精神疾病领域的专家级医生无疑是一个对治疗极为有利的条件。

很多人都不愿意尝试药物治疗，因为他们看到过一些负面报道。单纯依赖药物治疗固然是不智之举，但也有一些人在徒劳无功地尝试了其他所有方法后，才发现药物确实有效。对某些抑郁症来说，如双相障碍、忧郁型抑郁症和精神病性抑郁症，药物治疗通常是必不可少的。不过，药物治疗并不是一门精确的科学（在尝试了23种不同的药物后，我对这一点深有体会），所以，即使你尝试的第一种药物并不管用，也要坚持继续尝试。

去见精神科医生之前，需要做的准备与去见初级保健医生一样。如果在此之前你曾尝试过某种药物，精神科医生肯定想弄清楚你曾服用的药物是什么，剂量如何，是否有效或者有什么副作用，以及你为什么不再继续服药。

和前面说过的一样，如果你不觉得不自在，让一个亲人陪你参加与精神科医生的首次会谈有很大的好处。因为当你状况不佳或记忆力有所损害时，你可能无法准确地回忆起自己服用过的各种药物的名称、效果及副作用。

带来新生的工作

汤姆·拉思（Tom Rath）和吉姆·哈特（Jim Harter）在他们所著的《幸福》（*Wellbeing*）一书中指出，一个人若想获得幸福满足的人生，必须具备以下5个要素：职业幸福感（career well-being）、社会幸福感（social well-being）、经济幸福感（financial well-being）、身体幸福感（physical well-being）和社区幸福感（community well-being）。拉思和哈特对相关资料进行分析后发现，66%的人只是在这5个领域中的某一个领域发展得特别好，只有7%的人在所有的领域都一样充实、满足。而且，虽然每个要素都很重要，但他们得出的分析结论是，职业幸福感是其中最关键的要素（当然，对此也有争议）——

拥有职业幸福感的人在生活中获得整体幸福和满足的可能性是其他人的 2 倍。

在从事了 15 年招聘、新职介绍及职业管理工作之后，我的经验告诉我，拉思和哈特的发现是完全可信的，我进行的调查也得出了同样的结论：有一份充实而有意义的工作被评为战胜抑郁症的高效策略。不仅如此，发表在《经济杂志》（Economic Journal）上的一项惊人研究显示，对男性而言，失业一年可能是让他们在未来 5 年内都走不出来的不良事件——比配偶的死亡还要糟糕。

前面说过，我之所以能够康复，其中很重要的一个原因就是一直在做志愿者工作——帮助那些从身体疾病和精神疾病中康复的人找到合适的志愿者职位。几乎在突然之间，他们有了每天从床上爬起来的理由，可以和其他人交流互动，为社会做出自己的贡献，不再每天无所事事了。仅仅 1 个月后，其自信就得到了大幅提升。

所谓"带来新生的工作"，就是能够利用你的内在力量为他人服务的工作。我并不是说，当你处于严重的抑郁状态时也应该努力去发现自己的职业使命——这是完全不现实的。但是，从事一份能帮助你提升自尊和自信的工作确实可以让你迈出康复之旅的第一步。我就是最好的例子——我从来没有想到自己的志愿者工作最终能够让我踏上写作、演讲这条路。

如何寻找一份能带来新生的工作，这是一个太过庞大的议题，用整本书来阐述都不为过，所以在这里我只能将讨论局限在两个关键议题上：确定自己的优势所在以及弄清楚如何发挥这些优势去帮助他人。

确定自己的优势

前面说过，有几个资源在你发现、了解自己的优势时非常有帮助，它们是：积极心理学、克利夫顿优势识别器（Clifton StrengthsFinder）、个人潜能测评（Motivational Appraisal of Personal Potential，MAPP）。

1998 年，马丁·塞利格曼发现，一直以来心理学都沉迷于研究人们不好的方面，所以他决定用更多的时间来研究那些好的方面。最后，积极心理学因此横空出世，《真实的幸福》一书也于 2002 年与读者见面。塞利格曼和他的同事克里斯托弗·皮尔逊（Christopher Pearson）一起，在对文化进行了跨世界、跨千年的研究基础上（从古中国、古印度到希腊和罗马，再到当代西方文化），发现了一张人类所具有的优势和美德清单。他们确定了 24 种性格优势，编制了一份调查问卷，以帮助人们确定自己的五大优势。你可以在马丁·塞利格曼的"真实的幸福"网站（www .authentichappiness.org）完成免费评估。

盖洛普组织成立于 1935 年，最初只是独立的民调机构。1999 年，盖洛普组织旗下的科学家们在唐纳德·克利夫顿（Donald O.Clifton）博士的领导下，利用手中 30 多年深度调查的结果，创造了史上最早的职业评估软件之一，还创建了一个建立在人们自身优势基础上的培训项目。这个项目以"克利夫顿优势识别器"（一个基于网络的人才测评工具）为基础。截至本书撰写时，全世界已有超过 860 万人使用"克利夫顿优势识别器"进行测评。只需交纳一小笔费用，你就可以利用在线测评软件（www.gallupstrengthscenter.com）来确定自己的五大优势。如果你购买了拉思 2007 年出版的《优势识别器 2.0》一书，就可以免费进行在线测评。

盖洛普组织的调查表明，那些每周都能利用并发展自己优势的人，全身心投入工作的可能性是那些不能利用自身优势者的 6 倍，获得高质量生活的可能性是那些不能利用自身优势者的 3 倍。塞利格曼的调查表和盖洛普的评估软件我都使用过，它们在我的康复过程中发挥了很大的作用。当然，在它们的发现中有互相重叠的地方，也有一些细微的差别。举个例子，积极心理学的评估适用于整个生活，而盖洛普的评估更侧重于工作优势。

你可能还会对 MAPP 的在线测评感兴趣。虽然有一些测试结果可以免费获取，但如果想得到一些具体、有用的信息，则必须支付一定的费用。根据

MAPP 网站（www.assessment.com）的记录，超过 700 万人完成了 MAPP 职业调查问卷。这个测评吸引人的地方在于，除了指出你具备的能力外，它还会告诉你最适合你的理想职业是什么，还会指出你在每一职业中可以发挥的优势与存在的局限。很多年前我做过这个测评，而我现在的职业恰好印证了它当初对我的建议。

你希望为谁服务

不管你从事的是志愿还是有偿工作，最好是在一个组织里面效力——这个组织最好能够带给你一种清晰的目标感，而且这个目标必须和你的价值观一致。如果你对这个组织的目标有信仰，这份工作让你充满活力的可能性会很大。当我从那个吞噬过自己的黑洞中爬出来时，曾问过自己如何利用那些可怕的发作经历帮助他人？那就是目标感，在那些我不想从床上爬起来的日子里，这种目标感让我有了动力。在一个真正珍视他人、服务对象是自己喜欢的人群的组织内工作，也给了我很大的帮助。

日常锻炼

没有人会怀疑锻炼给身体健康带来的好处。那么，适度的锻炼对精神健康又有多重要呢？这个问题目前还没有得到同样广泛、深入的探讨。在我所做的调查中，作为一项战胜抑郁症的策略，锻炼受到了非常高的评价。研究显示，20 分钟轻快的散步或与之运动量相当的锻炼，将在 2 个小时、4 个小时、8 个小时内使心境得到显著改善，这种改善甚至可以延续到 12 个小时之后。此外，锻炼还能提高活力水平、提升自信和增强性欲。你不能控制那些突然出现在自己日常生活中的天灾人祸，但你能控制自己的日常习惯。将适度的运动融入自己的日常生活中，就可以减少遭遇持续性挫败的概率。

人们一般会拿两个借口为自己不想锻炼开脱。一是不想动。这个借口对于那些灰心丧气者、抑郁症患者或两者兼而有之的人特别适用。还有一个借口是没时间。现代生活无休止的节奏通常意味着你必须对一千件事情说"yes"。但是，获得幸福和满足生活的要素之一，就是对大多数琐碎事务说"no"，这样你才有时间和精力对少数重要事务说"yes"。锻炼自然应该属于后面这一类。鉴于上面所说的两种消极态度的普遍性，就如何让锻炼成为生活重心的问题，我给出了一些小建议。

找到自己的兴趣

要想长期维持某项锻炼计划，从事一些自己感兴趣的运动非常重要。一月是健身房最热闹的时候，人流量比一年里其他任何时候都要高出30%~50%。新年下定的决心激励着人们去健身、减肥，然而到了三月就回到了常态。这种现象中隐藏的信息并不难猜——报名参加那些自己并非真的喜欢的活动绝非明智之举。

关键在于，一定要选择自己喜欢并且会长时间坚持的活动，不管是游泳，还是跳舞、骑车——通过参加训练营或者聘请教练的形式都可以。想要感受运动带来的心境改善，大部分人至少需要每周 6 天、每天 30 分钟的运动量。虽然处于抑郁状态的人通常不想进行锻炼，但必须与这种"不想动"的倾向做斗争，这非常重要。我喜欢散步，因为散步可以让我与大自然融为一体，这种锻炼是免费的，任何时间任何地点都可以进行。当喜欢上散步之后，你甚至想写一本散步日记，记录自己每日双眼所见、双耳所闻、鼻中所嗅、心中所感，帮助你获得那种"活在当下"的感觉。

设立适度可行的目标

很多人认为，要想从锻炼中获益，就必须在健身房待 2 个小时或者跑马拉松。正如我前面强调过的，这简直大错特错。如果你此前没有锻炼过，可以从每天锻炼 15 分钟开始；如果你每天绝大部分时间都在床上度过，可以从每天坚持锻炼 10 分钟开始，然后再逐渐增加活动量。

将锻炼习惯化

想改变行为，仅有意愿是不够的。想让某种行为延续下去，你必须不断巩固、加强它，直至养成习惯。下面是一些可以让锻炼长期进行的习惯化做法：

- 如果你在早上锻炼，头天晚上上床前要把运动衣摆好，这样做会使第二天早上的准备工作更轻松。
- 每天早上刷牙的时候，在身上佩戴一个计步器。晚上刷牙的时候，再把计步器取下来，看看这一天走了多少步。刚开始的时候，只需监测第一周迈出的步伐总数，然后计算出每天的平均数，以后按照每周 10% 的增长率增加步伐，直到达到每天 1 万步——这个运动量将会为你带来无数好处。
- 和朋友或同事约好一起进行定期散步。如果和同事一起散步，还可以考虑开"散步会议"，这是一种一举两得的好办法。
- 可以考虑使用免费的手机软件，例如 MyFitnessPal，这个软件可以帮助你监测自己的每日运动量及消耗的卡路里。

开始行动

如果连你都不喜欢自己，死气沉沉、萎靡不振，那又怎么能做到 CARE

呢？在本章一开始我就说过，40%的幸福感是由我们的日常行动决定的，所以，采取行动对这四个领域（CARE）的重要性，怎么强调都不过分。即使你不喜欢，也要像那句谚语说的那样"假装喜欢直到你真的喜欢"。当你的天性抗拒去做却又不得不去做的时候，这其中的艰难我太清楚了。因此，在你改变的过程中，下面这些策略可能会帮上大忙。

以一周为时间单位做计划。情绪低落的时候，别试着把余生都规划好。只要决定下一周要完成的事情并把计划写下来即可。将计划具体化，安排好每一天要做的事情。定期和精神健康护理团队联系是要做的第一件事，另外还要安排一些体力活动、和喜欢的人共度的时间、有意义的工作（不管是有偿还是志愿），以及一些休闲娱乐活动。记住，一定要按照自己的渴望和意愿计划下一周的每一天。

设立适度可行的目标。我说的适度可行，是指要意识到自己的现实状况和倦怠程度，然后据此安排一些能让你每天都稍微走出"舒适区"的活动。如果你处于紧张状态，在床上一动也不能动，仅仅穿上鞋在户外待几分钟就已经是胜利了。

庆祝自己的进步。当你达成目标时，要感谢并庆祝自己的进步。请你的亲人们帮助你完成庆祝活动。同时，你也要对自己温和一点。如果你没有完成计划中的事，也不要责骂自己。这也许只是因为时间不对，所以，下定决心第二天尽力而为就可以了。

安排一些休闲娱乐活动。如果你感觉自己想不出什么有趣的活动，那就试着回忆一下过去喜欢的活动吧。如果你回忆不起来，也可以请一个朋友和亲人帮助你回忆。同时，你也要对新的体验持开放态度，这样做可以帮助你走出思维定势。关于休闲娱乐活动，下面有一些不错的主意：

- 拍照。

- 泡澡。

- 做蛋糕。

- 和宠物玩耍。

- 听音乐。

- 学点新东西。

- 野炊。

- 划船。

- 去海滩玩。

- 乘渡船。

- 参观博物馆。

- 看星星。

- 画画。

- 做一次美好的徒步旅行。

- 散步。

- 读一本有启迪意义的书。

- 听一张让人放松的 CD。

- 和朋友一起喝咖啡。

- 做志愿者。

- 观看现场音乐会。

- 煮点东西。

- 去图书馆找书看。

- 去剧院。

- 在花园闲逛。

- 玩一种乐器。

- 找人按摩。

- 看一场好电影。

- 去健身房。

- 骑自行车。

- 看一场喜剧。

- 自驾去风景优美的地方。

- 学一门手艺。

当人们处于抑郁状态时，他们满脑子想的都是各种困难。在你深陷困境时，自怨自艾似乎很容易，但是，不要忘了关注身边亲人的生活状态，考虑他们的感受。当我情绪低落时，对自己给周围的人造成的影响几乎毫不知情。如果我曾和他们交流过并试着理解自己带给他们的痛苦，可能会有助于我用更广阔的视角来看问题。有时候，把注意力转向他人并关切地询问"你还好吗"对自己的健康也大有裨益。

这本书就要结束了，而你的康复之旅却依然任重而道远。在你不断前行的旅途中，我希望本书能帮你减少一些孤单，多一些希望。如果有可能，我真想看着你的眼睛对你说："抑郁症会过去的。以前我也不相信有这种可能，但我现在已经知道了，它确实是可以治愈的。"

在重新整理本书的访谈记录时，我想告诉大家：每一个我采访的人如今都过上了一种充实而有意义的生活。他们有一个共同点，那就是想通过自己的故事带给他人希望，极力呼吁世界停止对抑郁症和其他精神疾病的歧视，并在此过程中获得了巨大的成就感和满足感。我相信，这正是他们保持长期康复状态的关键。

请你满怀希望并积极行动。我衷心祝愿你迎来最美好的人生——充满爱与快乐、阳光与幸福的人生。

后 记

格雷姆·考恩的《我战胜了抑郁症》是一本关于抑郁症和双相障碍的重要著作，我们（抑郁症与双相障碍支持联盟）很高兴能和格雷姆合作出版这本书。在这本具有非凡意义的书里，既有格雷姆自己的故事，也有他采访的8个"同路人"的故事：有无数患有双相障碍的人战胜了病魔，他们取得的胜利令人鼓舞，值得颂扬传播。

很多时候，对于抑郁症和双相障碍患者，我们了解的只是其切身经历的一部分：他们遇到了什么问题，其状态有多糟糕，又是怎么缓解症状的，而至于他们是如何战胜病魔、获得幸福和美满生活的，我们却缺乏全面透彻的认识。前者是关于生存的，后者则是关于成长的。而真正能带给我们启发的，无疑是他们超越抑郁、安住内在平和的成长经历。这些充满曲折、彼此不同的成长经历告诉我们：我们拥有什么样的优势和恢复能力；我们能从痛苦中吸取哪些有用的教训；我们怎样做才能纠正错误、弥补缺憾，从而彻底恢复健康状态。

将有关心境障碍的对话主题从"生存"转移到"成长"，并不意味着忽视或低估那些生死攸关的苦痛挣扎。不管是格雷姆和他的同伴们，还是抑郁症与双相障碍支持联盟，都没有暗示"绝境重生"很容易。将自己从绝境中拉回来意味着要付出大量艰苦卓绝的努力，做很多巨细靡遗的工作——这些涵盖各种不同领域的工作必须同时进行。各种形式的治疗、药物、朋辈互助、锻炼、冥想与正念、有意义的职业或社区工作——所有这些治疗手段和康复策略，格雷姆的采访对象们都在尝试的基础上进行过精挑细选、不断整合，然后再进行完善和升华。由此不难明白，健康与成长并不是有限的目标，相反，它们是没有终点的旅程。

在本书与读者分享的众多故事背后隐藏着一个重要的主题：在实现个人成长并保持蓬勃发展状态的过程中，"回馈他人"具有独特的作用。当然，这也是抑郁症与双相障碍支持联盟成立的初衷。抑郁症与双相障碍支持联盟在全美拥有300多个分支机构，我们设立的论坛就是供人们发出倡议、分享经验之用。我希望本书的读者们不但勇于追求成功的人生，还要勇于分享自己的亲身经历以回馈同路人，甚至成为倡议者，为圆满的成长故事提供活生生的例子。

作为抑郁症与双相障碍支持联盟的成员，我们非常乐意为格雷姆和他的同伴们鼓掌欢呼，因为他们毫无保留地把其成长故事分享给了更多的人。千千万万个格雷姆·考恩这样的人、千千万万本《我战胜了抑郁症》这样的书和千千万万个"抑郁症和双相障碍支持联盟"这样的组织正携手创造这样一个世界：我们不仅探讨如何消除疾病，还探讨如何保持健康、创造幸福、颂扬美好。

艾伦·杜德莱因（Allen Doederlein）
抑郁症与双相障碍支持联盟主席

致 谢

俗话说"千里之行，始于足下"。不瞒你说，如果早知道这段路程居然有千里之遥，我可能根本就不会迈出第一步——不过我很庆幸自己迈出去了。这本书得以面世，需要感谢的人太多了。我原本以为，在成功创作出两部在澳大利亚出版的作品之后，让自己的理念和观点为世人所接受将是一件易如反掌的事。这个想法实在是错得太离谱了。在向那些帮助我完成这本书的朋友们致谢之前，我必须先感谢那些拯救我的人：在我眼中只看到绝望时，我的父母艾伦·考恩（Alan Cowan）和朱蒂·考恩（Judy Cowan）却一直对我充满信心，在我无法打理自己生活的时候悉心照料我；在我深深怀疑自己是否还能康复时，我的孩子们——梅丽莎和亚当——是我不断进行尝试的最大动力，而在编辑本书的访谈部分时，梅丽莎还提供了主要的帮助；我的朋友特德·多勒萨米在无数次陪着我进行长途散步时，帮助我做出了创作第一本书的决定，我现在意识到，第一本书的写作对我最终的康复起着不可或缺的作用；还有不幸于 2011 年逝世的加文·拉金，谢谢你让我参与了那么伟大的工作。我想念你，哥们。

早在我第一本于澳大利亚出版的作品八字还没一撇的时候，"黑犬机构"的戈登·帕克教授就开始鼓励我写作。更令人感动的是，他还对本书的第一章做出了功不可没的贡献。约翰·德雷珀（John Draper），美国国家预防自杀生命线（National Suicide Prevention Lifeline）的项目主管，当他听到我说起在澳大利亚出版的书籍时，鼓励我考虑创作一本美国版。他向我引荐了抑郁症与双相障碍支持联盟，并立刻获得了艾伦·杜德莱因和辛迪·施佩希特（Cindy Specht）的鼎立支持。他们衷心愿意与我合作，共同创作出这样一本书——利用第一手资料和亲历者的告诫，帮助人们战胜抑郁症或双相障碍。抑郁症与双相障碍支持联盟所从事的工作是极其重要的，所以，我很高兴他们能从这本书中抽取 20% 的版税，让这笔钱派上更大的用场。

2009 年，我与丽塔·罗森克兰茨（Sonja Firth）初次相逢，她随后成为我写作上的代理人。当初我们两个人都没有想到，这个项目花了这么长的时间才开花结果。对她的耐心和忠诚我深表感激。她帮我找到了合适的出版商并改进了项目计划。我的支持经理人索尼娅·弗思（Sonja Firth）一直埋头勤勉地工作，对经过多次编辑后的各章节进行最后汇总，还兢兢业业地将我其余的所有活动都安排得井井有条。

很多美国出版商都不看好这本书，因为我来自澳大利亚，还因为"有关抑郁症的书已经太多了"。在此我要对梅丽莎·柯克（Melissa Kirk）表达深深的感激之情，她是来自"新先驱出版社"（New Harbinger Publications）的一位资深编辑。由于对这个主题有着深刻的了解，所以她意识到，这种第一手资料和建议对那些处于崩溃边缘的患者有着不可估量的价值。我还要对本书的内容编辑贾思敏·斯达（Jasmine Star）致以诚挚的谢意，她的耐心和不厌其烦的检查校对，她提出的那些中肯而谨慎的建议，都让这本书更上一层楼。还有新先驱出版社的销售与市场总监朱莉·班尼特（Julie Bennett），她和她的团队在推广这本书的过程中充满了热情，采用了非常有效的策略。

还有数不清的人为这本书出谋划策、四处奔走，在此就不一一列举了。

当然，我还要向本书的访谈对象们致以深深的谢意，他们是：帕特里克·

肯尼迪、特丽莎·戈达德、阿拉斯泰尔·坎贝尔、洛拉·因曼、鲍勃·布尔斯汀、克利夫·里奇、詹妮弗·莫耶以及格雷格·蒙哥马利。如果没有你们，这本书就不可能存在。你们的坦诚、勇气以及想要帮助病患的愿望令人钦敬感佩。尽管我们这个世界在文化上已经取得了相当可观的进步，但抑郁症和双相障碍仍然是一种难以启齿的疾病。承认自己患上这种疾病是一回事，为了后来人公开地与他人讨论自己所经历的种种细节，则是截然不同的另一回事。我对你们每一个人都怀着无尽的赞美和敬佩。能够认识并了解你们是我的荣幸。

最后，我要对我的新妻子卡伦·坎菲尔表示由衷的感激。在过去的两年中，我走过的每一步都离不开她的陪伴。你的聪明才智、风趣幽默，你带给我的勇气和想法，帮助我一步步实现了自己的梦想。因为这些，我爱你。

版权声明

封面图片声明

本书封面图片来自网络，由于出版时间仓促，未能联系到版权所有人，敬请版权所有人看到后联系我们。

· 好书推荐 ·

基本信息

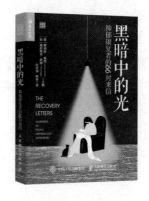

书名：《黑暗中的光：抑郁康复者的 66 封来信》

作者：〔英〕詹姆斯·威西（James Withey）

　　　〔英〕奥莉维亚·萨根（Olivia Sagan）

定价：59.00 元

书号：978-7-115-54710-1

出版社：人民邮电出版社

出版日期：2020 年 11 月

内容简介

　　抑郁症对一个人的影响和折磨一般人无法想象，更无法体会。但是，如果那些抑郁康复者写信给那些正受抑郁之苦的人，会发生什么？如果抑郁症患者读到抑郁症是可以康复的，结果会怎样？如果这些信点燃了希望之光呢？如果这些信帮助抑郁症患者明白他们并不孤单呢？

　　上述问题正是本书编者之一詹姆斯·威西因抑郁接受住院治疗时想到的，出院后，詹姆斯开了一个博客，写下了第一封康复者来信，这封信就在这本书中。在后来的康复过程中，詹姆斯萌生了编辑有关抑郁康复者来信一书的念头。抑郁者分享自己的故事，帮助别人也帮助自己；把自己的经历写得越多、说得越多、分享得越多，抑郁症状就减轻得越多。

　　无论何种形式的来信都值得珍视，值得重读和保存。没有比这更私密的了，有人坐下来想你，只想着你，写给你。现在你读到了他们的关心。

媒体评论

　　这些信充满了友善和亲切，将你从自我中拉出来，分担你的痛苦，检验你的想法，解答你的问题，也可能修正你走出抑郁的方法。信中所写更周全、更易接受、更心平气和。相信我，你会好起来的。

——尼尔·伯顿博士（Dr Neel Burton）

《在抑郁中成长》（Growing from Depression）作者

　　这本书能挽救生命，虽然我不敢说能挽救很多。写信或读信能驱逐孤独感，而孤独感正是绝望的根源。你可以读一读这本书，或者为别人买一本，这可是罕见而高效的良药。

——格温妮丝·刘易斯（Gwyneth Lewis）

《雨中的日光浴：关于抑郁的快乐之书》（Rain: A Cheerful Book about Depression）作者

编辑电话：010-81055681　　读者热线：010-81055656　010-81055657

· 好书推荐 ·

基本信息

书名：《艺术心理疗法：做自己人生的艺术家和心理咨询师》

作者：［美］迈克尔·萨缪尔斯（Michael Samuels）

　　　［美］玛丽·洛克伍德·兰恩（Mary Rockwood Lane）

定价：69.00 元

书号：978-7-115-55914-2

出版社：人民邮电出版社

出版日期：2021 年 2 月

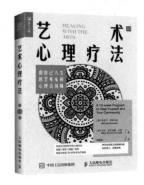

内容简介

每个人内心深处都住着一个艺术家和一个治疗师。

艺术家让你对一切都充满激情，助你积极探索世界；

治疗师平衡你的身心，促进你的成长。

　　近年的研究表明，艺术也是一种治疗力，当你能够释放心中的创造性能量时，你可以用艺术来治疗自己、他人以及你所在的群体。《艺术心理疗法》中提及的艺术包含绘画、舞蹈、音乐、写作等多种激发个人创造力的形式，当这些艺术与心理治疗结合在一起作为一种创新性的治疗方式时，我们可以将其用于解决精神疾病、情绪低落、人生危机、个人成长及家庭关系等多方面问题。本书的两位作者积累了 30 多年的一线治疗经验，系统地总结与提出了阶段性的艺术心理治疗方案，让这种艺术治疗的可操作性更强。

　　本书适合每一位正面对人生困惑的读者，并且倡导为了治疗你深爱的人和你所在的群体，我们应该先治疗自己。希望这本书能成为读者的好朋友、好向导和好老师。本书适合心理学工作者、社会工作者、心理学爱好者、教师和家长阅读。

为什么选择这本书

（1）风靡全球的革命性心理疗法；

（2）不涉及心理学诊断、不包含评价，普通人可用；

（3）12 周艺术治疗计划，无需任何艺术天赋，分解后可操作性更强；

（4）动人的案例，文艺性的讲解；

（5）两位作者近 30 年的临床应用经验；

（6）随书附赠"曼陀罗填色解压海报"。

编辑电话：010-81055646　　　读者热线：010-81055656　　010-81055657